JN014267

NARRATIVE

ナラティヴ・アプローチ

在宅ホスピスでの患者と
家族の物語

安藤　満代　著

APPROACH

木星舎

・本研究の実施と、本書の出版は、科研費（基盤研究（C）：課題番号：17K12559）を受けて行ったものである。

・本書は、研究成果を下記の英語の論文にしてまとめたものを、日本語にして、追加修正した形になっている。以下は、本書の基になった論文で、このようにまとめることに了解を得ている。

1) Michiyo Ando, Hiroko Kukihara, Mayumi Yamamoto et al. Acceptance process model of patients' life with terminally ill in home hospice and development of a narrative approach for nurses. Journal of Cancer Therapy, 2019, 10, 316-326.

2) Michiyo Ando, Hiroko Kukihara, Mayumi Yamamoto et al. Development of narrative approach for family caregiver's QOL at home hospice and contents of narrative. Psychology, 2019, 10, 1407-1417.

3) Michiyo Ando, Hiroko Kukihara, Mayumi Ymamoto et al. Perception of reasons of decision making for home hospice, benefits and difficulties in home hospice care by family caregivers. Open Journal of Nursing, 2019, 9, 1013-1021.

4) Michiyo Ando, Hiroko Kukihara, Mayumi Yamamoto, et al. Contents of care and perception of home hospice nurse who work at visiting medical treatment hospital, Open Journal of Nursing, 2019,9,801-808.

はじめに

　誰もがいつかは病気や事故などで死を迎えることになる。また、身近な家族や親族を介護し、一緒に最期の時を過ごすこともある。近年では、病院のみならず、施設や在宅で最期を過ごす方も増えてきた。では、在宅で最期を過ごすとき、患者さんは何を思い、何を考えるだろうか。介護するご家族は、何を思い、何を感じるだろうか。さらに、在宅ホスピスに関わる医師や看護師は、どのようなことを気づかいながら、ケアをしているのだろうか。本書では、このような患者さん、ご家族、医療スタッフの思いを知り、今後、在宅で最期を迎えたいと思う人々へのケアに活かせればという思いで始まった研究である。調査研究をまとめたもので、やや難しい印象があるかもしれないが、自分が興味があるところだけ読んでいただくのも良いと思う。

　この研究の特徴は、「今現在、在宅で終末期を療養している患者さんと、患者さんを介護しているご家族」を対象にしてインタビュー調査を行ったことである。従来の研究において患者さんを対象とした調査では、ホスピス病棟や緩和ケア病棟に入院中の方を対象としたインタビュー調査などが多かった。したがって在宅で療養している方を対象とした調査はまだ少なく、在宅療養している患者さんが、どのような思いをしているのかについては不明であった。一方、終末期の患者さんを介護する家族については、患者さんが亡くなられた半年以降に介護を振り返っての遺族へのインタビューなどが多く、時間が経過しているために、介護している時、どのようなことに悩み、喜んでいたのかについての記憶は薄れることがあった。さらに、病院ではなく、在宅ホスピスを利用して患者さんを介護している家族を対象とした調査は大変少なかった。

　在宅ホスピスを利用している患者さんやご家族の思いをより鮮明に表すために、本研究では現在在宅ホスピスを利用して療養している患者さんとご家族にインタビューをすることとした。さらに、在宅ホスピスに関わる、医療従事者として医師と看護師にもインタビューを行った。これら両面から行うことで、より在宅ホスピスの状況を知ることができると考えた。

　本書における言葉について少し説明する。一般的に、「語り」とは「語ること、お話」をさす。一方、ナラティヴは、「物語」と言われるように時間の流れや、語る人の思いや価値観が入る。特に医療関係では、患者・家族・医療従事者のそれぞれが、病気や治療について抱いている思い（意味づけ）や価値観を言葉として語ったものをナラティヴ（narrative）とよぶ。それらを参考にして、本文では個別のインタビューや結果の表現では「語り」と使い、各語りがまとまったものを「ナラティヴ」としている。そこで、各章の見出しには、患者のナラティヴ、家族のナラティヴ、看護師のナラティヴという言葉を用いている。

さらにナラティヴ・アプローチとナラティヴ・セラピーという言葉がある。ナラティヴ・セラピーでは、臨床心理学的なしっかりと構造化された介入になるが、「ナラティヴ・アプローチ」は相談相手や患者などを支援する際に、相手の語る「物語：ナラティヴ」を通して解決法を見出していく方法と考える。今回は、ナラティヴ・アプローチによって患者、家族、医療従事者のナラティヴの内容を調べ、今後のケアに活かすための資料を得ることとした。研究結果は、全体の様相の一部を調べたにすぎないと思うが、実際に関わっている方の視点から語っていただくことは、今後のケアや支援を考える際に、より現実味のある支援を考えることができると考える。

　本書の内容は、既に調査が終了し、英文のジャーナルに掲載されたものを、雑誌社からの許可を得て、日本語にしているところが多い。事例については、プライバシー保護のために実際の事例のなかで重要と思われる内容はそのままにして、架空の事例として書き直している。また書き言葉として、「患者さん」という方がふさわしいところを「患者」、「ご家族」を「家族」と書くこととした。

　本書が、読んでくださった方の何らかの役にたつことを願っている。

第一薬科大学看護学部看護学科教授

安藤　満代

CONTENTS

第1章

在宅ホスピスを利用している患者のナラティヴ

Ⅰ　イントロダクション

1. 終末期患者の苦痛

　近年、日本や諸外国において高齢者の割合は増加しつつある。人生の最期をどこで過ごすかは、多くの人にとって最も重要な問題の１つとなってきた。日本で行われた調査では、対象者のうち約70％は自宅で最期を迎えたいと思っていることを示したが[1]、実際に自宅で亡くなる人はわずか20％に過ぎない。同様に Jack, et al.[2] によると、英国では終末期であると診断された成人の50％以上の人が、自宅で療養し、最期を迎えたいと思っている。これらから、自宅で療養し、最期も自宅で迎えたいと思う人は多いが、まだ十分に実現できていない現状といえる。

　がん患者は、精神的・心理的な問題を抱えることが多く、例えば不安や抑うつ感などの様々な苦悩を感じている。そして最も深刻な問題の一つは、「心理－実存」的な苦痛、それはスピリチュアルペインといわれるものである。この苦悩に対して、認知行動療法や、意味中心グループ療法のような精神的、心理療法的な介入が用いられている。これらの心理療法は有用ではあるが、終末期の患者は、体力の低下や身体症状のため、これらのグループや従来のカウンセリングに参加することは困難である。

　そのようななかで Ando, et al.[3] は終末期の患者を対象としてライフレビューや回想法を実施した。この方法は患者のスピリチュアルペインや心理的な苦痛に効果はみられたが、なかには自分の思い出を語ることは好まず、またなかにはつらい過去の記憶だけを繰り返す方もおられた。さらに、これらの療法を使うためには、看護師には、患者にとって良い思い出とつらい思い出の両方を統合する専門的カウンセリング技術が要求される。そのため、看護師がそれらの専門的カウンセリング技術を習得せずに、日頃使うコミュニケーションスキルを使って実践できる方法を開発する必要があった。

2. ナラティヴ・アプローチについて

　ナラティヴ・アプローチは、「語りによって、患者やクライエントの問題を解決したり、支援する方法」と考えられる。そしてナラティヴ・アプローチの中で、より臨床心理学的な介入や技法を必要とするものをナラティヴ・セラピーとよぶ。

　White & Epson[4] はナラティヴ・セラピーの提唱者の一人である。ナラティヴ・セラピーは、社会構成主義から生まれたもので、インタビューをする人とインタビューを受ける人の間で、新しい価値観や意味が生まれるという。Stanley & Hurst[5]、Thomas, et al. [6] は、人は自分の物語を語ること、語りを通して病気、苦悩、死から意味を見出すという。また、病を語ることの重要さについては、Kleinman[7]も示し

ている。社会学者の Misheler[8] は、自我の発達は他者に自己について語ったり、語りなおす、自分と他者との相互作用のプロセスであるという。彼の理論では、ナラティヴ（語り）がトラウマ的な出来事に自我同一性を変化させる潜在的な可能性があるという。さらに臨床場面において、Noble & Jones[9]は、ナラティヴ・セラピーの有効な点は、患者や家族が自己の物語を話すことで、困難ななかにも意味を見出し、受容し、心地良い状態になることを示した。語りを通して変化するプロセスについて、Bronna & Romanoff[10] は、ナラティヴのなかでの意味の生成過程について述べ、Stanley and Hurst[5]はナラティヴのなかでの共感の生成過程を示した。これらの研究からみると、1）語ることで、病気の体験やトラウマとなる出来事においても意味を見出す、2）語ることで自我同一性が変化する、などから語りがケアに活かされると考えられる。

　一方、実証的な研究として Lloyd-Williams, et al. [11] や Wise, et al. [12]は、ナラティヴ・アプローチが、進行がん患者の抑うつ感の改善や心理的安寧に効果があることを示した。また、終末期患者を対象としたナラティヴの研究として、ディグニティ・サイコセラピーがあるが、これは自分が残しておきたい言葉を記しておくという方法をとるため、日本人にとっては遺書のような印象をうけ、その療法が適当な人は限られているようであった。加えて、従来の終末期患者を対象とした研究は、病院、緩和ケア病棟で行われ、在宅で行われたものではなかった。また、インタビューのほとんどは、心理学者、医師、ソーシャル・ワーカーなどによって行われており、看護師は少なかった。しかし、近い将来、在宅で終末期を過ごす患者の数も増え、さらに在宅ホスピスでの訪問看護をする看護師の数も増加していることを考えると、看護師による精神的心理的なケアが必要となる機会も増えると考え、ナラティヴ・アプローチに焦点を当てた。

Ⅱ　患者を対象とした調査研究

● 1. 目　的

　在宅ホスピスを利用して自宅で療養している終末期患者に対して、患者が療養生活で何を考え、何を感じているのかについて、質問にそったナラティヴ・アプローチを実施し、その内容を明らかにすることを目的とした。

● 2. 方　法

　　対象者：在宅ホスピスを利用して自宅で療養中の患者 10 名が参加した。平均年齢は 70 代であった。重度の精神疾患を持っている方や、認知的な問題がある方は除いた。身体的には自由に動ける方からほぼベッドで過ごす方であり、コミュニケーションをとることには支障がなかった。

　　調査方法：インタビューを担当したのは、看護師の資格とカウンセリングの資格を持つ看護師 3 名であった。ナラティヴ・アプローチでは、先行研究を参考にして患者の語りを促進するための質問を準備した[11)12)]。2 回の面接で行った質問は、①在宅療養をして良かったと思うこと、②在宅療養をして困ったこと、対処したこと、③病気を通しての自己の変化、④自分の人生で大切だと思うこと、⑤自分の人生についての思い、⑥患者による今後の希望、であった。参加者は、これらについて自由に語った。語りは質的分析を行った[13)14)]。語りの文章を分類して、類似したものをコード、さらに類似したコードをまとめてサブカテゴリ、カテゴリにまとめた。サブカテゴリを〈　〉で、カテゴリを【　】で表記した。

● 3. 結　果

1)「患者からみて在宅療養で良かったと思うこと」の語りの分析（表 1-1）

　「在宅療養で良かったと思うこと」に対する語りの内容分析から以下のサブカテゴリとカテゴリが得られた。

＊〈自由に時間を過ごす〉〈生活が充実して満足する〉などのサブカテゴリは、【時間を自由に過ごせる】というカテゴリにまとめた。

＊〈訪問客がいつでも訪問できる〉〈訪問客からエネルギーを得る〉などは、【外の社会に開か

れた関係】にまとめた。

＊〈自由に家族と会うことができる〉〈家族の温かさを感じる〉などは、【家族との時間を多く
　過ごすことができる】にまとめた。

＊また〈スタッフからエネルギーを得る〉〈いつでもスタッフに質問できる〉などは、【スタッ
　フとの親密な関係と強い信頼感】にまとめた。

＊さらに、在宅療養では通院しなくてよいことから、〈在宅療養では通院による身体的負担が
　軽減される〉〈在宅療養は最小限の生活スタイルの変化ですむ〉などは、【通院による負担の
　軽減】にまとめた。

＊最後に、〈自分でできることはする〉〈セルフケアの意識をもつ〉などは、【自立した生活が
　維持できるよう心がける】にまとめた。

表 1-1　患者からみて在宅療養で良かったと思うこと

コード	サブカテゴリ	カテゴリ
・自宅で自由に時間を過ごすことができる	・自由に時間を過ごす	1) 時間を自由に過ごせる
・一日が充実しており、それに満足している	・生活が充実して満足する	
・訪問客はいつでも自分に会える	・訪問客がいつでも訪問できる	2) 外の社会に開かれた関係
・自分は訪問客からエネルギーをもらう	・訪問客からエネルギーを得る	
・家族と一緒に時間を過ごすことができる	・自由に家族と会うことができる	3) 家族との時間を多く過ごすことができる
・家族は自分の60歳の誕生日を祝ってくれるように温かさを感じる	・家族の温かさを感じる	
・訪問してくれるスタッフからエネルギーを得ることができた	・スタッフからエネルギーを得る	4) スタッフとの親密な関係と強い信頼感
・自分はいつでもスタッフに疑問を質問することができる	・いつでもスタッフに質問できる	
・浮腫による痛みが足にあるため、在宅療養がありがたい	・在宅療養では通院による身体的負担が軽減される	5) 通院による負担の軽減
・自分の生活スタイルを変える必要がないので、在宅療養が良い	・在宅療養は最小限の生活スタイルの変化ですむ	
・一人で今まで生活していることから自分で身の回りはできる	・自分でできることはする	6) 自立した生活が維持できるよう心がける
・自分は誰かと話したり、歩いたりすることが必要だと思う	・セルフケアの意識を持つ	

> ### 2)「患者からみて在宅療養で困ったこと（困難）、それへの対処」への語りの分析（表 1-2）

「患者からみて在宅療養で困ったこと、それへの対処」に対する語りの内容分析から以下のサブカテゴリとカテゴリが得られた。

> ＊〈長期化する在宅療養にかかる治療費が心配〉〈収入がなくなること〉などは、【経済的な問題についての心配】にまとめた。
>
> ＊〈腹水による身体イメージの変化〉〈体力の低下〉などは、【様々な身体的症状から起こる問題】にまとめた。
>
> ＊〈家族に負担をかけていると思う苦痛〉、〈職場の人に負担をかけていると思う苦痛〉などは、【周囲の人に負担をかけていると思うことから来る苦痛】にまとめた。
>
> ＊〈一人息子の将来〉〈自分のことを世話してもらうことのすまなさ〉などは、【残される人々の将来についての心配】とした。

表 1-2　患者からみて在宅療養で困ったこと（困難）、それへの対処

コード	サブカテゴリ	カテゴリ
・在宅が長引いたときの治療費を心配する ・収入がなくなることが不安だ	・長期化する在宅療養にかかる治療費が心配 ・収入がなくなること	7) 経済的な問題についての心配
・食事、排せつ、副作用、痛み、浮腫、倦怠感などの問題があった ・腹水によりお腹が出てくる ・手術後に体力が低下したようだ	・腹水による身体イメージの変化 ・体力の低下 ・様々な身体症状	8) 様々な身体的症状から起こる問題
・家族に重荷を負わせることに苦しむ ・会社の同僚に重荷を負わせることに苦しむ	・家族に負担をかけていると思う苦痛 ・職場の人に負担をかけていると思う苦痛	9) 周囲の人に負担をかけていると思うことから来る苦痛
・一人息子の将来について心配する ・息子が自分のことを世話することをすまなく思う	・一人息子の将来 ・自分のことを世話してもらうことのすまなさ	10) 残される人々の将来についての心配

「患者による病気の体験を通しての自己の変化」に対する語りの内容分析から以下のサブカテゴリとカテゴリが得られた。

＊〈スタッフといつでもコミュニケーションがとれる実感〉〈自由に家族と会えること〉などは、【在宅療養への肯定的な認識】にまとめた。

＊〈物事を考える余裕〉〈待つことができるようになった〉などは、【自己洞察できる時間の余裕が出てきた】にまとめた。

＊〈仕事から離れて心が穏やか〉〈人に優しくなった〉などは、【仕事を離れて心が穏やかになり、人に優しくなった】とした。

＊〈自分の気持ちを親に伝えることができそう〉〈自分でできないことを他者に頼るようになった〉は、【周囲に頼ることができるようになった】にまとめた。

＊〈信頼できる医師との出会い〉〈楽しい医師との出会い〉などは、【信頼できる医師との出会いに感謝】にまとめた。

＊〈死ぬ前まで元気でいること〉〈眠るように死ぬこと〉は、【自然な死を希望】にまとめた。

＊〈心身の苦痛の増強〉〈疲労感の増強〉などは、【近い死の認識】とした。

＊〈感情のコントロールが困難〉〈社会生活から離れる〉などは、【喪失感の体験】とした。

表 1-3　患者による、病気の体験を通しての自己の変化

コード	サブカテゴリ	カテゴリ
・いつでもスタッフとコミュニケーションがとれる ・在宅療養で家族にいつでも会える	・スタッフといつでもコミュニケーションがとれる実感 ・自由に家族と会えること	11) 在宅療養への肯定的な認識
・環境的にゆっくり物事を考えられるようになった ・待てるようになった	・物事を考える余裕 ・待つことができるようになった	12) 自己洞察できる時間の余裕が出てきた
・仕事の義務から解放されて緊張がとけた ・十分な時間があるため人に親切になった	・仕事から離れて心が穏やか ・人に優しくなった	13) 仕事を離れて心が穏やかになり、人に優しくなった

コード	サブカテゴリ	カテゴリ
・素直な自分を出せるようになった	・自分の気持ちを親に伝えることができそう	14) 周囲に頼ることができるようになった
・人に素直にお願いすることで日々の生活を送れている	・自分でできないことを他者に頼るようになった	
・信頼できる在宅ホスピスの医師と出会えてうれしい	・信頼できる医師との出会い	15) 信頼できる医師との出会いに感謝
・楽しい医師と出会えて幸せだ	・楽しい医師との出会い	
・死ぬまで元気で生きたい	・死ぬ前まで元気でいること	16) 自然な死を希望
・眠っている間に死にたい	・眠るように死ぬこと	
・来たとこまで来たという感じがする	・心身の苦痛の増強	17) 近い死の認識
・疲れるので歩くことができない	・疲労感の増強	
・気づいたら涙が出ている	・感情のコントロールが困難	18) 喪失感の体験
・電話やメールは体調によって返信できないことがあるので他者と連絡をとりあっていない	・社会生活から離れる	

4)「患者による自分の人生で大切だと思うこと」の語りの分析（表1-4）

「患者による自分の人生で大切だと思うこと」に対する語りの内容分析から以下の
サブカテゴリとカテゴリが得られた。

* 〈人生を有効に生きること〉〈自分の気持ちを大切にすること〉などは、【残された時間を有意義に過ごすこと】にまとめた。

* 〈相手の気持ちを理解すること〉〈家族の気持ちを大切にすること〉などは、【家族や周囲の人の気持ち】とした。

* 〈家族が大切〉〈家族にお金で苦労をさせたくない〉などは、【自分を介護してくれている家族】にまとめた。

* 〈先祖とのつながり〉〈世話をした子どもとの出会い〉などは、【世代のつながりや人との出会い】にまとめた。

表 1-4　患者による自分の人生で大切だと思うこと

コード	サブカテゴリ	カテゴリ
・残された人生をいかに有効に使うか考えている	・人生を有効に生きること	19）残された時間を有意義に過ごすこと
・残された時間も少ないので自分の気持ちを一番にしている	・自分の気持ちを大切にすること	
・相手の気持ちがわかるようになった	・相手の気持ちを理解すること	20）家族や周囲の人の気持ち
・家族の気持ちを一番大切にしている	・家族の気持ちを大切にすること	
・一番大切なのは家族だ	・家族が大切	21）自分を介護してくれている家族
・家族にお金で苦労させたり、悲しませたくない	・家族にお金で苦労させたくない	
・両親がいるので今の自分がいる	・先祖とのつながり	22）世代のつながりや人との出会い
・あんなことがあったと父を思い出す	・世話をした子どもとの出会い	
・母の死後、知り合いの子どもを世話することになった		
・その子が生きがいになっている		

5)「患者による自分の人生について思うこと」の語りの分析（表 1-5）

　「患者による自分の人生について思うこと」に対する語りの内容分析から以下のサブカテゴリとカテゴリが得られた。

＊〈病気は運命〉〈諦観をもつ〉などは、【病気を含めての人生の受容】にまとめた。

＊〈家族の絆を確認する〉〈家族への感謝〉などは、【家族とのつながりを感じる人生】にまとめた。

＊〈自由に生きた人生〉〈在宅療養に感謝〉などは、【満足感のある人生】にまとめた。

＊〈やりたいことをした充実した人生〉〈良いときも悪いときも含めてよい人生〉などは、【自己肯定感が持てる人生】にまとめた。

＊〈見送った妻の介護を振り返る〉〈後悔がある〉などは、【自己洞察して介護の後悔】にまとめた。

表 1-5　患者による自分の人生について思うこと

コード	サブカテゴリ	カテゴリ
・病気になったのは自分の運命だ ・なったものは仕方ないと考える	・病気は運命 ・諦観をもつ	23）病気を含めての人生の受容
・自分がこの母親の子どもで良かったと思う ・妻は仕事が終わってから病院に通ってくれた	・家族の絆を確認する ・家族への感謝	24）家族とのつながりを感じる人生
・自分のしたいことをやってきた ・在宅の先生や看護師に感謝の気持ちで一杯	・自由に生きた人生 ・在宅療養に感謝	25）満足感のある人生
・一般的にはかわいそうなところにいる ・つらいこと悪いこともあった ・仕事もしてやりたいことをした ・なかなかいい人生だったと思う	・やりたいことをした充実した人生 ・良いときも悪いときも含めてよい人生	26）自己肯定感が持てる人生
・妻の介護を振り返る ・「ああしておけばよかった」など思う	・見送った妻の介護を振り返る ・後悔がある	27）自己洞察して介護の後悔

「患者による今後の希望」に対する語りの内容分析から以下のサブカテゴリとカテゴリが得られた。

＊〈生きた証拠を残したい〉〈経験を話して生きる意味を見出す〉などは、【後世に生きた証を残すことで生きる意味を見つけたい】にまとめた。

＊〈後悔がないようにしたい〉〈伝えられていない気持ちを両親に伝えたい〉などは、【やり残したことをして後悔がないようにしたい】にまとめた。

＊〈好きなことをしたい〉〈楽しみを見つけたい〉などは、【楽しく生きていきたい】にまとめた。

＊〈穏やかに過ごしたい〉〈周囲の人に迷惑をかけたくない〉などは、【周囲に迷惑をかけず穏やかに過ごしたい】にまとめた。

＊〈自由に歩けるようになりたい〉〈身体の痛みが緩和すること〉などは、【身体症状が緩和し、自由に歩きたい】にまとめた。

＊〈自分の死後の家族の心配〉〈残される人が悲しまないための準備をしたい〉などは、【残される人への気遣いをする】にまとめた。

＊最後に、〈自立していたい〉〈迷惑をかけたくない〉などは、【周囲の人に負担をかけたくない】にまとめた。

表1-6　患者による今後の希望

コード	サブカテゴリ	カテゴリ
・自分の病気の体験を随筆に残したい ・生きてきた証拠を残したい ・自分が体験したことを若い人に伝えたい ・伝えていくことが自分にとって生きていく意味だ	・生きた証拠を残したい ・経験を話して生きる意味を見出す	28）後世に生きた証を残すことで生きる意味を見つけたい
・死を覚悟している ・生きられる時間を一生懸命生きたい ・この世に生まれてきて後悔がないようにしたい ・気持ちを伝えるのは得意でない ・気持ちを両親に伝えることができると思う	・後悔がないようにしたい ・伝えられていない気持ちを両親に伝えたい	29）やり残したことをして後悔がないようにしたい

コード	サブカテゴリ	カテゴリ
・限られた時間を自由に過ごしたい ・旅行に行ったり、趣味をしたりしたい ・何か生きる楽しみをみつけたい	・好きなことをしたい ・楽しみを見つけたい	30）楽しく生きていきたい
・普段の生活を穏やかに過ごしたい ・他人に迷惑をかけないで生活したい	・穏やかに過ごしたい ・周囲の人に迷惑をかけたくない	31）周囲に迷惑をかけず穏やかに過ごしたい
・歩けるようになりたい ・会いたい人に会う ・「痛い」と家族に言うのが少なくなればと思う	・自由に歩けるようになりたい ・身体の痛みが緩和すること	32）身体症状が緩和し、自由に歩きたい
・自分の死後も妻には強く生きてほしい ・私がいなくなった後でも親には良い人生を送ってもらう準備がしたい	・自分の死後の家族の心配 ・残される人が悲しまないための準備をしたい	33）残される人への気遣いをする
・できるだけ自分のできることは自分でしたい ・周囲の人に迷惑をかけずに死にたい	・自立していたい ・迷惑をかけたくない	34）周囲の人に負担をかけたくない

● 4. 考 察（結果から示唆されること）

1）在宅ホスピスを利用する患者の病の受容プロセスのモデル

　患者からみて在宅療養で良かったと思うことから、在宅療養では、患者と家族、患者とスタッフの距離が近く、話や相談がしやすい環境があると考えられる。また「可能な限り、自立していたい」という気持ちを促進するのかもしれない。一方、困ったことは、経済的な問題や、家族に負担をかけることであった。さらに病気の体験を通しての自己の変化では、時間的に余裕が出てきて、心が穏やかになり、人にも優しくなっていた。これは、家族とも一緒に過ごす時間もあるという、環境的な要因もあると考えられる。一方では、病気が進行していることを感じ、死を身近なものとして意識していた。人生で大切だと思うことは、残された時間を有意義に過ごすこと、家族や周囲の人の気持ちなどで、主に「身近な人」と「時間」が大切だと感じていることが示唆される。

　自分の人生について思うことでは、介護をしたときの後悔はあるものの、多くは、病気を体験したことも含めて、自分の人生を肯定し、満足感をもっているようだった。さらに、今後の希望では、最期まで自分らしく生きたい、周囲の人にできるだけ迷惑

をかけたくないという思いと、残される人への気遣いが感じられる。

　患者の在宅療養における思いを、患者のナラティヴから経時的に考えると次のようなプロセスが考えられるのではないだろうか（図1-1）。患者は在宅で自由に時間を過ごし、家族と多くの時間を共有し、また訪問客はいつでも訪問できていた。在宅療養中に生じる問題は、患者は訪問する医療スタッフにいつでも相談できていた。自分のなかで変化したこと、大切だと思うことなどを考え、自己概念と自己理想を調整して、今後の生きる希望を発見していったと考えられる。

　患者は、病院から在宅療養に変わったとき、自分の理想としていた人生のイメージと、がんを患った自己像が一致せず、心も穏やかではなかったと考えられる。しかし、主治医や看護師の尊厳を保ったケアや、温かい人間関係がある療養生活のなかで、自分の理想像と現在の自己像の不一致は、少なくなっていった。在宅療養は、これらの条件を提供していると考えられる。徐々に、自己像と理想は一致してくる。このプロセスは、Rogers[15]のいうパーソンセンタード・アプローチに近い。このような一致は、患者が自分の病を受容し、心の穏やかさ、安寧をもたらしたのかもしれない。また、日本人にとって、受容は、「諦観（あきらめ）」に近い言葉かもしれない。

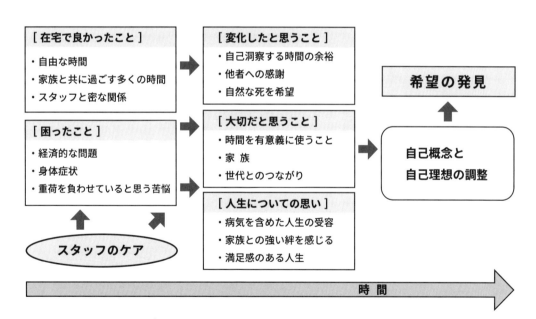

図1-1　患者の病の受容プロセス
（Ando et al. Journal of Cancer Therapy, 2019, 10, 316-326）

2）在宅療養での困ったことへの対処について

在宅療養においてはいくつかの問題があった。経済的な心配は日本の保険制度と関係しているところもあり、看護師が家族とソーシャル・ワーカーや社会資源につなぐことも有用と考えられる。

次に残される人々についての心配について、医療スタッフは心配事のレベルを評価し、現実的に問題を解決したり、対処していくことが必要と考えられる。また、様々な身体症状から生じる問題については、医療スタッフができるだけのことをしているが、他の調査研究で示されたものと同様[16)17)]、つらい身体症状がみられることがあった。在宅療養中につらい身体症状が出てきたときの対応方法を医療スタッフは患者や家族に伝えることが必要かもしれない。

周囲の人に負担をかけていると思うことから来る苦痛は、QOL の高い死（Good Death）[18)]に影響する要因である。特に、在宅療養では、患者は家族にケアしてもらっていることに負担感を感じることが多い。病状の変化にそって医療スタッフと患者や家族は、今後の療養について確認していく必要があると考えられる。近年、アドバンス・ケア・プランニング（Advance Care Planning：ACP）の重要性が指摘されている[19)]。患者の意思決定能力が低下する前に、患者や家族、医療スタッフと治療や介護についての計画を話し合うことが必要と考えられる。

3）ナラティヴ・アプローチの臨床における有用性

ここまでみてきたように、ナラティヴ・アプローチによって、患者は「昔の自分の介護の態度などを後悔する」という否定的な側面もあったが、多くは自分のことを振り返る時間など肯定的なことが多かった。患者は、「家族やスタッフには言えないけれど」という日常の話を、インタビューする第三者には話すことがあった。これについても、患者の話や語りを聴くということが、ケアにつながると考える。

ナラティヴ・アプローチとライフレビュー（回想法の一つ）との相違について検討してみる。ライフレビュー[20)]では、スピリチュアリティが高い人の語りからは、"良好な人間関係と世代性""自分が達成してきたこととそれへの満足感"あるいは"良い（心地良い）思い出"が主要な語りのテーマ（抽出されたカテゴリ）であった。すなわち、これらの要因が高いスピリチュアリティと関係していた。また、"人間関係"や"楽しい思い出"は、主要な関心事であった[21)]。

これらのライフレビューの方法では、インタビューする側の「過去の記憶を尋ねる質問」と、患者の「良い記憶」が合致した時にライフレビューの有効性につながって

いたと考えられる。しかし、患者のなかには、過去の記憶を思い出すことを望まない方もいた。そのためライフレビューは、良い（心地良い）記憶を持っている方、良い記憶と悪い記憶（心地悪い）を、統合して考えることができる方にとっては、適当と考えられる。一方、ライフレビューと比較して、ナラティヴ・アプローチは語る内容が記憶に限定されないため、良い記憶が少なくても、自分の関心のあることを語り、新しい人生の物語を創造することができる。

　今回、在宅で終末期を過ごして、調査に参加できる方が対象であり、参加者も多いとは言えない。今後、この患者へのナラティヴ・アプローチの効果をさらに実証していくことが必要であろう。

Ⅲ　患者のナラティヴの事例紹介

花田さんの事例（事例1）

　概要：花田さん（仮名）は、事務職として会社に勤務している20代後半の女性であった。がんが発見された後、病院で治療を続けたが、これ以上の治療は難しいということで在宅療養をしている方だった。最初は近医を回っていたが、大学病院でがんだと分かった。入院して放射線と抗がん剤の治療を2～3カ月行った。退院して職場復帰したが、その後、再発した。治療に限界があり、在宅ホスピスを利用することとなった。調査者（教員で看護師）が花田さんのお宅を訪問してインタビューを行った。

●第1回目の面接

看護師：こんにちは。今日はよろしくお願いします。治療をされて、いろいろと気持ちの変化もあったと思いますが、療養生活において困ったことはどのようなことでしょうか。

花田さん：周りに迷惑をかけたことがやっぱり一番つらいです。自分の体や治療もつらいんですけれども、それよりやっぱり会社や同僚に迷惑をかけたり、家族に迷惑をかけたり、友達に心配をかけたり、それが一番つらいです。

看護師：そうね。今もまだ、治療期間が長いというわけじゃないから、乗り越えるというような表現はおかしいかもしれないんですけれども、自分の中で、どのように整理されているのですか。

花田さん：たぶん、今も乗り越えられていないし、整理も何もできていないんだと思います。淡々と日々をこなしていくというか、過ごしていっているだけだと思います。あんまり他の皆さんみたいに高い理想とか、いろんな考えとかというのはたぶん私にはないんだと思います。

看護師：そうですか。お若いなと思って。だから突然のご病気の診断を受けて、すごく動揺というか、最初はショックを受けられたんじゃないかなと思うんですけれども。

花田さん：人からもそういわれます。でも本当にきちんと自分の病気に向き合えているかどうかと聞かれると、それはどうかちょっと分からないです。

看護師：そうなんですね。1年間治療を続けるのは、すごくきついし、痛い治療もなさったので、とても大変な思いをされているのではと思っているんですけれども。今は、毎日ではないけれども通院をしてらっしゃる。

花田さん：今は、田中先生が週に1回往診に来てくださっています。

看護師：在宅療養をするようになったきっかけなどは何かありますか。

花田さん：自然な流れでここまでたどり着いているんです。Y大学病院では、治療で治すことができないので、こまやかなケアをしていただくということで田中先生をご紹介いただいた。

看護師：そうなんですね。分かりました。では、在宅療養をされて良かったなと思う点などありますか。

花田さん：すごく助かっています。うちは車が今はないものですから通院するとなると、やっぱり公共の交通機関を使って、タクシーやバスを通わないといけないですが、体もきついので、とてもありがたいなと思っています。

看護師：痛みは薬で抑えられていますか。

花田さん：そうですね。お薬をきちんと飲んでいれば、ほぼほぼ痛みはそんなに感じないので。少し元気なときは私もちょっと家事を手伝ったり、お料理をしたりはしています。

看護師：元気なときは、家事やお料理もできているのですね。訪問看護の方も来られますか？

花田さん：今は週4日、来ていただいています。足のマッサージと、あとテーピングというんですかね。こういうテープを巻いていただいたりしています。先生には、何かあればその都度相談しています。

看護師：今日は、貴重なお話を聞かせていただき、ありがとうございます。

花田さん：田中先生からインタビュー参加のお話をいただいて、お役に立てればと思ってお受けしました。

看護師：ありがとうございます。在宅で療養をしている方のいろんなお話を聞かせていただくことで、将来的に在宅療養の支援になればということで始めたんですけれども。

花田さん：大学病院では、たくさんの患者さんを抱えていらっしゃるから、患者やお客側からすると言いづらかったり、申し訳ないなという気持ちでケアをしっかり受けられない。だからやっぱりお願いごとも遠慮してしまいます。

　　　在宅になってから、特に田中先生は一生懸命いろんなことを診てくださる。心のケアも、本当につらい足の、体のケアも、全てにおいて診ていただけるので、不安がすごく取り除かれて毎日やっていけているのかなと思います。だから皆さんにも、こういう困っている、私と同じような方も、こういう環境にいられたらいいなと。そうだったらいいなと思います。

看護師：本当ですよね。私の親類が訪問看護を受けていたんですけれども、入院中よりも、うんとよかったと思います。だから何となく分かります。

花田さん：ありがたいなと。あと先生とメールのやりとりができるので、それも先生のお時間を気にせずにというか、忙しいだろうなと思いながらでもメー

ルを送っておけば、先生がご都合のいいお時間にお返事をしてくださるので。看護師さんと先生と、メールを交換させていただいているんですけれども。

　私の生活の基本というのが、仕事をして運動をして楽しいお酒を飲んでという感じだったんですけれども。もうそれが全部できなくなってしまったので。まず仕事ができなくなったのがつらいですよね。だからやっぱりそれですかね。つらい。

看護師：お酒も、ストレス発散だったり、職場でみんなと話したりとかね。

花田さん：そうです、そうです。そういう時間をつくるのが好きだったんですけれども。

看護師：今は、お友達がお見えになったりとかは。

花田さん：ないです。直接迷惑をかける方には伝えているけれども、やっぱりほとんどの人が「がんになった」と言われても困るし、心配をかけるし。だからあんまり言ってないです。

看護師：そうですね。正直に話したら相手の負担になるんじゃないかとか思ったりすると言えなくなるし。だからさっきおっしゃったように誤解を与えているんじゃないかというふうな思いになるんですよね。正直に全部を言えるわけじゃないから。先ほど、まだ乗り越えているわけじゃないとおっしゃったけれども、まだいろんな問題を自分の中で抱えてあるということですよね。

花田さん：そうです。

看護師：次の質問に行きますね。病気をする前はこんなことを思ってもみなかったんだけれども、病気をしてから、例えばお友達のこと、両親のこと、世の中のこと、いろんなことが違った視点で見えるようになったというのはあるんですか。

花田さん：それは本当にあると思います。そうですね。自分の心のありようですね。良かれと思って今までいろんなことをやってきたつもりだったけれども、やっぱり自分には間違いがたくさんあったなというのは気付かされたんですよね。人に対する考え方だったり接し方だったりですかね。両親に関してはあんまり。もちろん感謝をしたり迷惑をかけたことに対しては申し訳ないという気持ちとかそういうのはあるけれども、両親に関してはあんまり変化がないかな。

看護師：大きな変化はないと。

花田さん：ただ甘えるようにはなりました。それまではあんまり自分の助けてとか弱い部分とかというのを出せなかったし言えなかったんですけれども、田中先生や看護師さんが、「もっと甘えたりしていいんだよ。それが親孝行なんだよ」というふうなことを言ってくださってから、ちょっと自分の感情を

出せるようになったのかなと思います。

看護師：そうですか。それも大きな変化だと思います。なかなか周囲の人に甘え
　　ることはできないですものね。本日は貴重なお話ありがとうございました。
　　あと1回よろしくお願いします。

●第2回目の面接

看護師：最初のお尋ねですが、ご病気の体験を通してご自分が変化をしたこと、
　　変わったこと、心の変化などはありますか？

花田さん：もう常に仕事モードだったので、やっぱり気持ちがピリピリしていた
　　と思うんです。

看護師：緊張をして。ピリピリしていた。

花田さん：やっぱり仕事を離れている時間でも、そういう緊張感というのは常に
　　あったので、そういうものがなくなった分、気持ちが穏やかにはなっている
　　のかなとは思いますけれども。責任感とかもなくなったので。

看護師：そうですか。仕事に関係する責任だとか負担が全部なくなったのですね。

花田さん：そうですね。なので、余裕ができたのか、ちょっとは優しくなったん
　　ですかね。

看護師：優しくなった。

花田さん：人に優しくなったんじゃないかなとは思います。

看護師：ご両親にも。

花田さん：自分の感情を素直に出せるようになって甘えることができるように
　　なったのかなと思います。そうだと思います。

看護師：じゃあ前は自分で何でもというお気持ちがあったので、あまり甘えたり
　　できなかった。

花田さん：そうですね。しなきゃいけないとも思っていたし。

看護師：でも病気になられてからは、少し痛いとか体の不具合があるときには、
　　ご両親にちょっとそういったことを訴えられたりとか。

花田さん：そうです。人の力も借りて日々の生活を送っていると思うので。
　　　　やっぱり仕事とかそういう日々のしっかりしなきゃというプレッシャーみ
　　たいなものから解放をされたことによって、いろんなものが、周りが見えて
　　きて心穏やかな感じにはなったんですけれども、それは病気とは関係ないで
　　すよね。

看護師：それとも仕事をしていないということによる心の余裕。

花田さん：たぶんそうだと思います。

看護師：今、ご自分が大切にしていること、どのようなことを大切にされている

のでしょうか。

花田さん：今は残されている時間も少ないですので、やっぱりもう自分の気持ち
　　　を一番に、家族の気持ちを一番に大切にしています。田中先生や、訪問の看
　　　護師さんからもそう言われますし、自分でも感じることです。
　　　　体調とか悪い日も多くなってきて、できていたことが、どんどんできなく
　　　なってきている。

看護師：病気の診断を受けて現在までの間に、怒りとか色々な気分の変化があっ
　　　たと思うのですが。

花田さん：ええ。ただ最近は、こんなに涙が、何ていうんでしょう、1 人でいて
　　　も気付いたら涙が出ていたりします。

看護師：なぜ自分がという気持ち。

花田さん：今まで生きてきて、あんまり自分が（運が）ついていると感じたこと
　　　がないので。「来ちゃったか」という感じではあります。「もうちょっとだ
　　　な」、そんな感じなんですよね。
　　　　「もっともっと生きたい」というより、「生きていられない」というか、も
　　　う終わり。何ていうんだろうな。「もうやめたい、終わりにしたい」という
　　　気持ちのほうが今はちょっと強くて。やっぱり両親とか友達とかは本当に一
　　　生懸命になってくれているし愛情をとても感じるので、先生も看護師さんた
　　　ちにもこういうことは言えないけれども、逆に、あまり存じ上げない先生だ
　　　からお話ができるんですけれども、もういいかなという感じなんですよね。

花田さん：皆さんなんかは「若いから早過ぎるよね」とかおっしゃる。もちろん
　　　早いけれども、もういいかな。杖を使う機会も増えたんですけれども。少し
　　　前、この前も再発とか再々発とかで入院されていた 60 歳ぐらいのご年配の
　　　方、お二方と同じお部屋だったんですけれども、「私は抗がん剤治療を何回
　　　目で」とか、すごい明るくて「頑張るわ」とかっておっしゃっているのを見
　　　て、すごいなと思って。私にはそんな元気がなくて。だからその方たちから
　　　も「若いのに」と言われた。でも、年を重ねてもそんなに頑張れるあなたた
　　　ちのほうがもっとすごいなと私は思ったんですけれども。

看護師：そうなのですね。「若いからがんばれる」というのも、考えますね。貴
　　　重なお話でした。
　　　　じゃあ、今後こうしたい、こうありたいという希望というものは、何かあ
　　　りますか。

花田さん：死ぬまでに両親や友達、時間がある限り、私に与えられている時間は
　　　きちんと家族や友達と向き合って、少しでも私がいなくなった後に心強く生
　　　きてもらえるように、何かしらそういうふうに、そういう気持ちになっても
　　　らえるように感謝の気持ちを伝えたり、話をたくさんして、母や、その周り

の人たちにも準備ができるように、私がいなくなった後でもいい毎日を送ってもらえるように準備をしたい、そういうことはしたいなとは思っています。

看護師：いなくなった後、ご両親がひどく悲しまないようにとか、ひどくつらい思いをしないようにというお気持ちなんですね。

花田さん：そうですね。今は、それだけです。

看護師：だから今の間に十分よく話をしたりとか、心を通わせたりとか、そういうことになさっているというか努力をされている。

花田さん：もともと自分の気持ちを伝えることが得意ではないので、十分ではないと思いますけれども、少しは両親にも気持ちを伝えることができているのかなとは思います。

看護師：そういう時間が持てるのも、おうちにおられるからですね。入院したりするとちょっと離れて過ごす時間があるけれども、ここで在宅治療を受けるということは、お父さんともお母さんともずっと一緒にいられる時間が多いですよね。

花田さん：そうですね。入院中は、私は個室じゃなかったので同室の方のことを考えてしまって。共有のスペースで会うので、そういう所でしか話せないのは、体力的にもやっぱりきついし、入院中は時間も限られていますし、なかなかそういう時間はなかったんですよね。でもやっぱり在宅とか家でこういうふうになると、ずっと時間を共有できますので全然違うと思います。

看護師：違いますよね。ご自分の家だから安心していられますよね。同室の入院患者さんに遠慮をすることもなく、行動も心も安心して表現できるところですよね。

花田さん：そうですね。食事なんかも、病院の食事はやっぱりおいしくなくて、食べられる量も限られていますし。家では体のことを考えながら食べたいものを摂れるし、自分の摂りたい時間に摂れるので。規則正しくないとは思うんですけれども、やっぱり食べたいときに摂ったほうが量的にもしっかり摂れると思うので。病院は決められた時間で、そのとき摂れなかったら、もう次の食事まで食べられませんから。次もまたおいしくないとなると、やっぱり食事とかも自宅のほうがしっかり摂れるので、体にも、私にとってはよかったなと思います。

看護師：あとは、漠然とした質問かと思いますが、ご自分の人生について思うことがあったら教えてもらってもいいですか。質問が難しいですよね。

　　自分の人生はこうだったとか、充足していたとか、過去の経験でこういうことがあったとか、つらかったとか、楽しかったとか。何でもいいんですけれども。

花田さん：そうですね。一般的なところからすると、自分はたぶんかわいそうな

ところにいると思うんです。20代後半、独身、子どももいない。でも私の中では仕事もして友達にも恵まれましたし、やりたいと思う趣味とか、そういったことも充実していましたし、なかなかいい人生だったんだろうなとは思います。

看護師：自分なりに充実していたということですね。そこが大切だと私は思います。最後に、病気を含めた人生について何かありますでしょうか。

花田さん：そうですね。でもそんなに特別なことはないかと思います。もうそれなりにつらい思いは、皆さんと一緒で一通りはしてきたと思うんで。やっぱりつらいことが今まであったけれども、死にたいと思ったことも他の人に比べるとそんなにないと思うんですよね。全くないといえば、うそになりますけれども。自分なりの人生を歩んでいます。本当に在宅に携わっている先生や看護師さんには感謝の気持ちでいっぱいです。

　先生たちとお付き合いをさせていただく時間は少ないですけれども、病気になったからお会いすることもできたし、よかったなと。恵まれているなと思います。

【花田さんを振り返って】

　花田さんは、20代後半ということで、社会一般では「まだ若いから、もっと治療を頑張れるのでは」ということや、「まだ若いのに」という通念があったかもしれない。花田さんは、それをもちろん知った上で、「仕事もした、趣味もした、お酒も同僚と楽しんだ」ということから、自分が満足したこと、良かったこと、楽しかったことを思い、自分の人生を肯定的に捉えていた。この点は、病気になられた方が、ネガティブな点に注目するか、ポジティブな点に注目するかによって、自分の状況の見方が異なってくると考えられる。

　また、花田さんご自身の内面の変化について、花田さんは大変自分のことを内省していた。以前は、「他人に迷惑をかけないように」という考えであったと思うが、体力的にも頼る必要が出てきていること、また親に頼ることも親孝行ということも聞いて、「頼ろう」という気持ちになっていった。それと同時に、「仕事のストレスがなくなったので人に優しくなった」と言っている。

　信頼できるスタッフと巡り合えたことは、花田さんが安心して療養生活を送ることにつながったと考えられる。

　概要：田村さんは60代後半の男性で、以前は会社の部長をしていた。退職してからは趣味の釣りなどをしていた。いくつかの病気になったことはあったが、最近、また体調が悪くなり、近医を受診すると、大学病院を紹介された。大学病院で治療をした後、これ以上治療は難しいと自分でも思い、在宅ホスピスを紹介してもらう。自宅に戻って療養していたが、徐々に倦怠感が強くなり、現在は、ベッドに臥床したり、居間で横になっていることが多い。インタビューは、研究者（看護師）であった。2回目のインタビューからの会話を示す。

看護師：今回病気をされて、自分が変わったと思うことはありますか。

田村さん：少しは気が長くなりました。パッとものを言うことが少なくなったような、我慢することが少しできるようになった感じがします。今までは、仕事柄、上から目線で物を言ったりしていました。自分がしたほうが早いやという、そういう気持ちになるんでしょう。それが少しは減ったような気がします。

看護師：お仕事の関係では、そういう指導するような立場で、自分でするほうだったけど、今は待てるようになったのですね。
　　　では、今、どんなことを田村さんは大切に思っていらっしゃいますか。

田村さん：大切にというか、やっぱり相手の気持ちがだいぶ分かってくるようになったんじゃないですかね。

看護師：相手の気持ちとかが分かるようになってきた。

田村さん：はい。こう言ったらこれはいけないとか。もう、言われたらすぐ言う性格なもんですから。これを言ったらいけないんじゃないかと考える前に言ってしまう。昔だったら手が先に出るとか、ものを投げるとか、そういうのが先だったんですよ。

看護師：なるほど。

田村さん：若いときは（笑）。それが相手に言ったらいけないじゃないかなと気持ちを少しは考える余裕ができたんじゃないかなあと思います。

看護師：それは今は仕事に直接関わってないので、時間的に余裕ができたからという感じですか。

田村さん：そういうものかもしれないです。時間が持てるから、直接携わってないこともあるからそう考えられるようになったのかもしれないです。

看護師：何が変えたんでしょうね。

田村さん：なんでしょうかね（笑）。病気か、自分の心にそれだけの余裕ができたか、どっちかでしょうね。

看護師：次の質問なんですが、今後の希望というか、これからどういうふうにしたいとか何かしたいこととか、どのような希望を持っていらっしゃいますか。

田村さん：自分の今の生活において、大きな希望とかはないです。普段の生活が穏やかに流れていけばいいかという、それぐらいでしか考えていないです。何かしたいとか、これをしたいとか、ここに行きたいとか、そういうのはあんまり考えたことはないんです。普段の生活が穏やかに流れていったら、それでみんなに迷惑がかからない程度に生活できたらいいかなあ、ぐらいしか思っていないです。

　だいたい過去のことは、あんまり振り向いても仕方がないから振り向かないという性格ですから。もう終わったものはそれで終わり。終わったものは、もうそれ以上はどうしようもできないんだから。今から先、何かしたかったらそれをすればいいことだけであって。過去のことを言っても仕方がないから、あまり携わらないという、考えないということが先です。

看護師：最後の質問なんですが、ご自分の人生についてはどういうふうに思っていらっしゃいますか。

田村さん：人生ですか。いいときもあったし、悪いときもあったし、好き勝手に生きてきたというのは事実です。仕事でもギャンブルでも自分が好きなようにやってきましたね。前言ったように、ギャンブルで家のことはあんまりなんもせんで、自分の好きなことだけなんでもしたような気がします。一度は倒産になりそうでした。

　その時点で、もう破産したほうがよかったぐらいと今では思っていますけれども。

看護師：そうですか。今は病気だけれども明るく生きようといった気持ですか。

田村さん：「本当に病気ですか」と、みんなから言われるんですけれども。「いえ、病気です」と（笑）。「いえ、病気なんですけれども」「いや、違う」とみんなが言う。自分としてはなったもんは、「さあ、なったか」で、終わりだったんです。転移していることを知っても、「仕方ない」と思いました。病気がよくなるとは思っていませんから。これ以上よくなるという、自分の考えは全くありませんから。だけん、もういかに病気の痛みが強くならないことだけを願うだけです。痛みが強かったら、いつも家族に「痛い、痛い」と言って迷惑かけるじゃない。やっぱり痛かったら痛いと言ってしまうから、それが少なくなればいいかなあと、それしか思わないです。

看護師：みんな心配されますか。

田村さん：そう、心配もするし、「またか」とも言われる（笑）。「言っても一緒だ」とか言われるわけじゃないですか。

　続けて冗談みたいに言うから、それで救われるところもあるんですが。

看護師：あまり深刻になりすぎると、お互い気を使っちゃう。

田村さん：そう、笑い気味に言ってもらったら、言った本人もちょっとは紛れますけん。

看護師：痛いと言っても、またかと。そうなんですね、よく分かりました。

田村さん：もう、そうやって病気と共存していかないと仕方ないと思っています。

看護師：共存して。いつまでも、これからも毎日が平和で続いていくといいですよね。

田村さん：はい、ありがとうございます。

看護師：ありがとうございました。

·· **参考文献** ···

1) Choi, J., Miyahita, M., Hirai, K., et al. (2010) Preference of place for end-of-life cancer care and death among bereaved Japanese families who experience home hospice care and death of loved one. Supportive Care in Cancer, 18, 1445-1453.

2) Jack, B.A., Baldry, C.R., Groves, K.E., et al. (2013) Supporting home care for the dying :an evaluation of healthcare professionals' perspectives of an individually tailored hospice at home service. Journal of Clinical Nursing, 22, 2278-86.

3) Ando, M., Morita, T., Akechi, T., et al. (2010). Japanese Task Force for Spiritual Care. Efficacy of short-term life-review interviews on the spiritual well-being of terminally ill cancer patients. Journal of Pain and Symptom Management, 39, 993-1002.

4) White, M., Epson, D. Narrative means to therapeutic ends. Norton, New York, 1990.

5) Stanley, P., Hurst, M. (2011). Narrative palliative care: a method for building empathy. Journal of Social Work in End of Life & Palliative Care, 7, 39-55.

6) Thomas, C., Reeve, J., Bingley A., et al. (2009). Narrative research methods in palliative care context: two case studies, Journal of Pain and Symptoms Management, 37(5), 788-796.

7) Kleinman, A. The illness narratives: suffering, healing and the human condition. New York: Basic Books, 1988.

8) Mishler, E.G. (1999). Storylines. Craft artists' narratives of identity. Cambridge, MA: Harvard University Press.

9) Noble, A. and Jones, C. (2005). Benefits of narrative therapy holistic interventions at the end of life. British Journal of Nursing, 14, 330-333.

10) Bronna, D., and Romanoff, D. (2006). Meaning construction in palliative care: The use of narrative, ritual, and expressive arts. American Journal of Hospice and Palliative Medicine, 23,309-301.

11) Lloyd-Williams, M., Shiels, C., Ellis, J., et al. (2018). Pilot randomized controlled trial or focused narrative intervention for moderate to severe depression in palliative care patients: DISCERN trial. Palliative Medicine, 32(1), 206-215.

12) Wise, M., Marchand, L.R., Roberts, L.J., et al. (2018). Suffering in advanced cancer: a randomized control trial of a narrative intervention. Journal of Palliative Medicine, 21(2), 200-2007.

13) 舟島なをみ, 質的研究への挑戦. 東京： 医学書院. 2000.

14) Berelson, B. Content Analysis. 1952.

15) Rogers, C.R. (1995). A way to being. Houghton Mifflin; Boston.

16) Ando, M., Ninosaka,Y., Okamura, K., et al. Difficulties in caring for cancer patients at the end of life at home and complicated grief.(2015). American Jounal of Hospice and Palliative Medicine, 32,

17) Ishi, Y., Miyashita, M., Sato, K., et al. (2012). Family's difficulty scale in end-of life home care: a new measure for the family's difficulties in caring for patients with cancer

at the end of life at home from bereaved family's perspective. Journal of Palliative Medicine, 15, 210-215.

18) Miyashita, M., Sanjyo, M., Morita, T., et al. (2007). Good Death in cancer care: a nationwide qualitative study. Annals of Oncology, 18(6), 1090-7.

19) Izumi, S. (2017). Advance care planning: the nurse's role. American Journal of Nursing, 117, 56-61.

20) Ando, M., Morita, T., Ahn, S., et al. (2009). International comparison study on the primary concerns of terminally ill cancer patients in short-term life review interviews among Japanese, Koreans, and Americans. Palliative and Supportive Care, 7, 349-355.

21) Ando, M., Morita, T., Akechi, T., et al. (2012). Factors in narratives to questions in the short-term life review interviews of terminally ill cancer patients and utility of the questions. Palliative and Supportive care, 10, 83-90.

第2章

在宅ホスピスで患者を介護する家族のナラティヴ

Ⅰ　イントロダクション

　第 1 章で示したように、在宅で終末期を過ごし、在宅で最期を迎えたいと考える日本人は多いが、まだその希望を実現するにはいくつもの課題がある。その一つは、主に患者を介護する家族に関する問題である。家族が、患者が自宅で療養することをどのように思っているのか、どのように感じているのかは、患者のケアの質にかかわる重要なことと考えられる。

　在宅ホスピスについて、介護する家族は困難な問題を経験していることを示す文献が散見される。Ullrich, et al.[1]は、進行がんの患者を介護する家族は、寂しさ、悲しさ、疲弊感、不安と抑うつ感を感じていることを示し、Kozlov, et al.[2]は、在宅ホスピスで介護する家族は、中等度から重度な不安や身体症状があることを示した。同様に、Phongtankuel, et al.[3]は、患者の身体症状、感情的な問題、介護者の負担感などを家族は経験していることを示した。

　さらに介護のどのようなことに困難を感じているかを量的に調べた研究もある。Ando, et al.[4]は、在宅ホスピスを利用した遺族の困難さを調べた。家族困難さ尺度(the Family Difficulty Scale：FDS) の得点から、家族は「患者の苦痛や体調」、「家族自身は在宅ケアを希望しなかった」、「周囲からサポートがない」などに困っていた。これらの結果は、患者の心身の状況、介護する家族の在宅ケアに対する見方、周囲からのサポートの有無が介護する家族の困難感に影響していることを示唆している。さらに Phongtankuel, et al.[3]は、介護する家族は、身体的、精神的、そしてスピリチュアルな問題を経験していると認識していることを示している。

　しかし、この研究は患者が 6 カ月前に亡くなった遺族に対して行われたもので、家族の介護についての印象は薄れている可能性があった。より家族の認識を明らかにするには、現在家族が介護をしていてどう感じているかを明らかにする必要があると考えられた。

　前述したようにナラティヴ・アプローチは、患者を対象にした場合には精神面や心理面に効果があることが示されている。しかし、在宅ホスピスを利用している患者を介護する家族についての研究はほとんど見当たらない。そこで、介護する家族のためナラティヴ・アプローチを試作的に作成し、QOL（生活の質）、人生の満足度、精神的健康度、語りの内容について調べた。

Ⅱ 家族を対象とした調査研究

● 1. 目 的

　ナラティヴ・アプローチの効果を調べるために、QOL 尺度を用いて量的な変化があるかを調べた。次に在宅ホスピスを利用して患者を介護することをどのように思っているかについて事前に準備した質問を用いたインタビューを行い、その内容を明らかにすることを目的とした。

● 2. 方 法

　参加者：調査研究に参加したのは日本の３つの施設で、在宅ホスピスを利用する 10 名の家族であった。家族が介護している患者は、全身状態の指標のパフォーマンスステイタス (performance status)[5] が２〜４であった（４点を最大値とし、数値が高いと全身状態がよくない）。参加の基準は、在宅ホスピスで現在、患者を介護している家族で、20 歳以上、約１時間話ができる方であった。認知症や重度な精神疾患がある方は除いた。

　質問紙：
①がん患者の家族の QOL（生活の質）：Weitzner, et al. による原版[6]を日本版 CQOLC(Caregiver Quality of Life Index-Cancer)[7]にしたものを用いた。今回この尺度のなかの、介護肯定感（５項目）を用いた。この項目には、1.患者さんとの関係が、より親密になっている、2.私は生きている価値や意義に対する意識が高まってきた、3.家族内のコミュニケーションは増えている、などがある。各項目を１〜６点で評価し、５〜30 点の幅がある。
②人生満足度の測定：Diener, et al. による原版[8]を日本語にした日本版人生満足度[9]を用いた（私は人生に満足している、だいたいにおいて人生は理想に近い、など５つの項目を含む）。各項目を１〜７点で評価し、５〜35 点の幅がある。
③精神的健康度の測定：Goldberg[10]による原版を日本語にした日本版 GHQ12 (General Health Questionnaire) [11]を用いた。この尺度は精神的な健康度を測定する。12 項目あり、各項目を０〜３点で評価し、０〜36 点の幅がある。

　調査方法：主治医を通して家族を紹介してもらい、家族の同意を得て実施した。面接では研究者が在宅ホスピスを利用している家族の家に訪問し、約１時間の面接を２回実施した。質問項目は、先行研究[12][13]を参考にして設定した。インタビ

ューの質問項目は、「在宅で患者を介護することの意思決定の理由」、「在宅で介護して良かったと思うこと」、「在宅で介護して困難だと思うこと、それへの対処」、「介護をしている家族の人生で大切だと思うこと」、「介護を通しての自分の変化」、「今後の希望」であった。語りは家族の承諾を得て IC レコーダに記録した。家族は最初の面接の前と、2 回目の面接の後に質問紙に回答した。分析では、質的分析を行い語りの文章を、コード、サブカテゴリ、カテゴリの順番で抽象化していった。サブカテゴリは〈　〉で、カテゴリは【　】で示した。

● 3. 結　果

1）量的なデータ（尺度の得点）

　量的研究の結果：QOL を測定する CQOLC スコアのポジティブ感情の要因は、23 点から 24.8 点に有意に上昇した。人生満足度の得点は 21.0 点から 21.5 点に変化し、有意な変化はみられなかった。精神的健康度の得点は、13 点から 11.3 点に低下したが、有意ではなかった。

2）インタビューの語りの質的分析

Ⅰ.「在宅で患者を介護することの意思決定の理由」についての語りの分析（表 2-1）
　「在宅で患者を介護することの意思決定の理由」に対する語りの内容分析から以下のサブカテゴリとカテゴリが得られた。

＊〈母子二人だったので自分が看ることは自然なこと〉〈一緒に暮らしてきたので介護は自然なこと〉などは、【在宅で介護することは自然なことだった】にまとめた。

＊〈家で既に一人介護している〉〈在宅と病院との両方で二人を介護することは難しかった〉などは、【在宅療養は介護する家族の生活に合っていた】にまとめた。

＊〈本人が帰ることを希望した〉〈病院の拘束が嫌いだった〉などは、【在宅のほうが自分たちがよく看れると感じた】にまとめた。

＊〈本人の治療の希望と病院の方針は合わなかった〉〈本人が入院生活に合わなかった〉などは、【治療方針や入院生活が本人に合わないと感じた】にまとめた。

＊最後に、患者が見つけてきた治療を受けたが、副作用が強く、これ以上は難しいと感じたので、【病院での治療に限界を感じた】があった。

表 2-1 在宅で患者を介護することの意思決定の理由

コード	サブカテゴリ	カテゴリ
・患者を自分が介護することは自然なことだった ・親子二人だったから	・母子二人だったので自分が看ることは自然なこと	1) 在宅で介護することは自然なことだった
・以前から一緒に暮らしていたので介護することが自然だった	・一緒に暮らしてきたので介護は自然なこと	
・父親を在宅で介護している ・さらに病院でもう一人介護することは難しい	・家で既に一人介護している ・在宅と病院との両方で二人を介護することは難しかった	2) 在宅療養は介護する家族の生活に合っていた
・夫は症状のために拘束されていた ・自分には拘束はショックだった ・自宅では拘束しなくてよい	・本人が帰ることを希望した ・病院の拘束が嫌いだった	3) 在宅のほうが自分たちがよく看れると感じた
・病院ではベッドのシーツをいつでも変えることができない	・病院ではケアが不足していると感じた	
・本人は抗がん剤のオーダーメイドを病院の主治医に求めた ・主治医はそれに賛成できなかった ・夫は人見知りで孤独な人 ・規則がある病院の生活は本人には難しそうだった ・睡眠導入剤を飲んだ後、ぼーっとすることがあった	・本人の治療の希望と病院の方針は合わなかった ・本人が入院生活に合わなかった ・認知障害が出ていた	4) 治療方針や入院生活が本人に合わないと感じた
・本人が自分で見つけて治療を受けた ・副作用が強かった	・治療の限界を感じた	5) 病院での治療に限界を感じた

Ⅱ.「在宅で患者を介護して良かったと思うこと」についての語りの分析（表 2-2）
　「在宅で患者を介護して良かったと思うこと」に対する語りの内容分析から以下の
サブカテゴリとカテゴリが得られた。

＊〈一緒にいることができ安心〉、〈夫に恩返しができる〉などは、【安心感がある】にまとめた。

＊〈子どもたちが協力した〉、〈家族が本人を気にかける〉などは、【家族の絆が強まる】にまとめた。

＊〈在宅では思ったようにケアできる〉や〈本人も楽しんで家族も安心する〉は、【自宅でのケアに満足する】にまとめた。

＊〈ゆっくりした時間を過ごす〉、〈旅行で思い出づくりをした〉などは、【本人と家族がともに時間を過ごすことができる】にまとめた。

＊〈薬の効果で本人が落ち着いた〉、〈介護者も自分の時間をもてた〉は、【介護者も自分の時間をもつことができる】にまとめた。

＊〈自分の終末期を考える〉、〈家の整理をする〉などは、【自分の最期や介護について準備する】にまとめた。

表 2-2　在宅で患者を介護して良かったと思うこと

コード	サブカテゴリ	カテゴリ
・病院では家族は帰らないといけない ・以前夫は認知症の母を一緒に看てくれた	・一緒にいることができ安心	5) 安心感がある
・自分は夫に恩返しができる	・夫に恩返しができる	
・娘が実家に帰ってくるようになった ・家族が協力しあうようになった ・病気になってから介護する家族は話をするようになった	・子どもたちが協力した	6) 家族の絆が強まる
・在宅では誰かが本人に声をかける	・家族が本人を気にかける	
・本人のシーツをいつでも変えられて満足する ・家族として安心する	・在宅では思ったようにケアできる	7) 自宅でのケアに満足する
・本人は自宅の庭を見ることを楽しんでいる	・本人も楽しんで家族も安心する	
・介護をすることで二人でゆっくり過ごせる ・仕事をやめて一日ゆっくり過ごせるのがよい	・ゆっくりした時間を過ごす	8) 本人と家族がともに時間を過ごすことができる
・家族は京都旅行に行った ・思い出を作った	・旅行で思い出づくりをした	
・本人への薬の効果があった ・本人も心身落ち着いた ・自分もスポーツジムに行くことができた ・本人との会話の話題も増えた	・薬の効果で本人が落ち着いた ・介護者も自分の時間をもてた	9) 介護者も自分の時間をもつことがきる
・介護は他人事だったが自分のことも考えないといけないと思った ・自分のエンディングノートは途中で止まっている	・自分の終末期を考える	10) 自分の最期や介護について準備する
・家の整理をしている ・断舎利している	・家の整理をする	

Ⅲ.「在宅で患者を介護して困難だと思うこと、それへの対処」についての語りの分析（表 2-3）

　「在宅で患者を介護して困難だと思うこと」に対する語りの内容分析から以下のサブカテゴリとカテゴリが得られた。

＊〈収入がなくなる〉〈支出は普通にある〉などは、【経済的問題に関する困難】にまとめた。

＊〈本人の精神的な症状に困った〉〈身体的な問題で困難を感じた〉などは、【身体症状や精神症状に関する困難さ】にまとめた。これらの問題の対処では、【主治医や訪問看護に相談して解決】とした。

＊次のカテゴリについて、まずコードにあるように「本人が朝方に語ろうと言ってくる」「本人が介護させてすまないと謝る」「さみしくて体がどうしようもないときクッションを投げてくる」などは、〈本人は寂しさから混乱する〉〈本人は体がつらくてパニックになる〉〈本人が苦しむ姿を見るのがつらい〉などのサブカテゴリにした。これらのサブカテゴリは、【患者のスピリチュアルペインの対処に関する困難】というカテゴリにまとめた。

＊さらに、〈調子が悪いときに怒ってくる〉ことがあったが、〈本人のつらさに医師が対応〉でき、【感情が不安定だったが、主治医に相談して落ち着く】という対処をしていた。ここでは、患者は、自分の身体のつらさを家族が理解しきれないとき、主治医が丁寧に触診し、患者の心の痛みと体の痛みを和らげたと考えられるエピソードを家族は語った。家族はその様子を見てほっとしたという。

＊〈時間拘束される中でもドライブでストレス解消〉〈本人との会話に注意をはらう〉などは、【介護でのストレスと自分なりの解消術】にまとめた。

＊一方、介護する家族が高齢になっていたり、自分も持病を持っている方もおり、【介護者の身体的問題】も困難な問題であった。

表 2-3　在宅で患者を介護して困難だと思うこと、それへの対処

コード	サブカテゴリ	カテゴリ
・介護で仕事を辞めて収入が減った ・固定資産税を払わないといけない	・収入がなくなる ・支出は普通にある	11) 経済的問題に関する困難
・帰宅して本人にせん妄が出て自分も眠れなかった ・主治医に処方してもらってよくなった ・本人の食欲不振の対応が難しかった ・主治医が自分を元気づけてくれた ・訪問看護も毎日来てくれた ・患者は浮腫が出て苦痛を感じていた ・看護師のマッサージで浮腫が軽減	・本人の精神的な症状に困った ・処方してもらって対応できた ・身体的な問題で困難を感じた ・主治医の家族へのケアが効果的 ・看護師のケアが効果的だった	12) 身体症状や精神症状に関する困難さ 13) 主治医や訪問看護に相談して解決
・本人が朝方に語ろうと言ってくる ・本人が介護させてすまないと謝る ・さみしくて体がどうしようもないときクッションを投げてくる ・夫がパニックになるのが困る ・本人が苦しむ姿を見るのがつらい ・同居の家族もイライラする	・本人は寂しさから混乱する ・本人は体がつらくてパニックになる ・本人が苦しむ姿を見るのがつらい	14) 患者のスピリチュアルペインの対処に関する困難
・本人の調子が悪いとき介護者に怒りをぶつける ・主治医が患者の気持ちを理解し、話をした ・本人は残された時間を知らなかった ・主治医が告知のタイミングを考えていた	・調子が悪いときに怒ってくる ・本人のつらさに医師が対応 ・主治医が告知の方法やタイミングを本人の状況をみて考えてくれた	15) 感情が不安定だったが、主治医に相談して落ち着く 16) 主治医がうまく告知してくれた
・食事を準備することで時間に拘束がある ・介護の合間にドライブして気分転換 ・夫は深く考える ・本人の心を傷つけないように注意する ・本人が運転できなくなったので自分が送迎する ・徐々に慣れてきた ・腰痛がある ・家の中を自由に歩けない ・自分はウォーカーを使っている	・時間拘束される中でもドライブでストレス解消 ・本人との会話に注意をはらう ・できないことをカバーすることに慣れる ・介護者は腰痛で不自由な状態	17) 介護でのストレスと自分なりの解消術 18) 介護者の身体的問題

Ⅳ.「介護をしている家族の人生で大切だと思うこと」の語りの分析（表 2-4）

　「介護している家族の人生で大切だと思うこと」に対する語りの内容分析から以下のサブカテゴリとカテゴリが得られた。

* ＊〈自分の子どもの幸せ〉〈家族やきょうだいが大切〉などは、【家族関係が大切】にまとめた。

* ＊〈人とのつきあいが大切〉〈人への感謝〉などは、【周囲の人との人間関係が大切】にまとめた。

* ＊〈患者の希望を叶えること〉〈穏やかに過ごすこと〉などは、【患者の希望に沿いながら穏やかに過ごすことが大切】にまとめた。

* ＊さらに、〈自分の考えや意思〉〈自分の身辺整理〉などは、【自分の考えや身辺整理が大切】にまとめた。

表 2-4　介護をしている家族の人生で大切だと思うこと

コード	サブカテゴリ	カテゴリ
・子どもに幸せになったほしい ・子どもの幸せが自分の幸せ ・夫婦関係が大切だ ・主人が大切だ ・私の家族と友人が大切だ ・私の家族、きょうだいはとても仲が良い	・自分の子どもの幸せ ・家族やきょうだいが大切 ・夫婦関係が大切	1）家族関係が大切
・人とのつきあいを大切にしている ・感謝が大切だと母は言う ・感謝の言葉を言うようにしている	・人とのつきあいが大切 ・人への感謝	2）周囲の人との人間関係が大切
・夫の希望を叶えるようにしている ・日々の生活を穏やかに過ごすこと ・この穏やかな状態が続くように	・患者の希望を叶えること ・穏やかに過ごすこと	3）患者の希望に沿いながら穏やかに過ごすことが大切
・自分の考えが大切だ ・自分の信念が大切だ ・必要な情報は自分で得る ・自分の身の整理をしようと思う ・何が起こっても良いように準備しようと思う	・自分の考えや意思 ・自分の身辺整理	4）自分の考えや身辺整理が大切

Ⅴ．「在宅で患者の介護を通しての自分の変化」の語りの分析（表 2-5）
　「在宅で患者の介護を通しての自分の変化」に対する語りの内容分析から以下のサブカテゴリとカテゴリが得られた。

＊〈自分のつきあいが制約される〉〈いつも患者のことを考えている〉などは、【介護で時間が制約された生活】にまとめた。

＊〈感情のはけ口がない〉〈主治医や看護師が家族も支援してくれる〉などは、【介護は人の力が必要とわかる】にまとめた。

＊〈患者と介護者の間に意見の相違があった〉〈今まで介護する人の気持ちを理解できてなかった〉などは、【ケアをするほうと受けるほうの気持ちについて考える】にまとめた。

＊〈介護に慣れていないとき患者に優しくなかった〉〈慣れてきて優しくなった〉などは、【介護に慣れてきて患者に優しくなった】にまとめた。

＊〈患者は動作が遅くなった〉〈患者の遅くなった動作を待つことができるようになった〉などは、【患者を待つことができるようになった】にまとめた。

＊〈患者が落ち着き、介護者も自由時間が持てるようになった〉〈コミュニケーションが増えた〉などは、【介護で心の余裕が生まれた】にまとめた。

＊〈患者が亡くなった後の親類関係を考える〉〈自分のこれからのことを考える〉などは、【患者の死後のことを考える】にまとめた。

表 2-5　在宅で患者の介護を通しての自分の変化

コード	サブカテゴリ	カテゴリ
・自由がきかなくなった ・いつも頭にあるので気になる ・外出では、用事を早くすませるように努める	・自分のつきあいが制約される ・いつも患者のことを考えている	5) 介護で時間が制約された生活
・意見の違いから夫がイライラする ・あたられたときのはけ口がない ・訪問看護師が私の疑問に答えてくれて安心する ・介護の大変さを知り、人の力が必要とわかる	・感情のはけ口がない ・主治医や看護師が家族も支援してくれる	6) 介護は人の力が必要とわかる
・自分は気を使っていると思っていた ・自分が出かけようとすると自分に不満を述べた ・出掛ける回数を減らした ・今までケアをする側の気持ちをわかってなかった	・患者と介護者の間に意見の相違があった ・今まで介護する人の気持ちを理解できてなかった	7) ケアをするほうと受けるほうの気持ちについて考える
・患者といつも一緒にいることにストレスを感じる ・介護に慣れていなかったときに患者に優しくなかった ・娘たちが自分が介護することに気を使ってくれる ・介護に慣れて患者に優しくなった ・患者が外出したとき帰って来れるか心配する	・介護に慣れていないとき患者に優しくなかった ・慣れてきて優しくなった	8) 介護に慣れてきて患者に優しくなった
・患者は自由に動作ができなくなった ・以前は、患者に急ぐように言っていた ・自分は患者の動作の遅さを受け止めた ・イライラせずに動作の遅さを待つことができた	・患者は動作が遅くなった ・患者の遅くなった動作を待つことができるようになった	9) 患者を待つことができるようになった
・患者は服薬で落ち着くようになった ・自分はスポーツジムに行くようになった ・ジムに行くようになって会話する機会が増える ・自分もリラックスした ・介護を継続するためにも食事をしっかりとる	・患者が落ち着き、介護者も自由時間を持てるようになった ・コミュニケーションが増えた	10) 介護で心の余裕が生まれた
・これからのことを考えるようになった ・近く夫は亡くなると思う ・夫の姉とも関係をうまくしようと思う	・患者が亡くなった後の親類関係を考える ・自分のこれからのことを考える	11) 患者の死後のことを考える

Ⅵ.「家族の今後の希望」に関する語りの分析（表 2-6）

「家族の今後の希望」に対する語りの内容分析から以下のサブカテゴリとカテゴリが得られた。

*〈昔は一緒に出掛けていた〉〈家族旅行に行きたい〉などは、【一緒に出掛けたい】にまとめた。

*〈残された時間を一緒に一生懸命生きる〉〈あまり心配しないようにしている〉などは、【残された時間を充実させたい】にまとめた。

*〈在宅療養は本人の希望だ〉〈本人は自然な死を希望している〉などは、【患者本人の希望をかなえたい】にまとめた。

*〈自分の終末期について考える〉〈患者の死後の自分の生活を考える〉などは、【介護する家族自身の終末を考える】にまとめた。

表 2-6　家族の今後の希望

コード	サブカテゴリ	カテゴリ
・患者は身体を心配して外出を控える ・介護する自分は一緒に出掛けたい ・家族は以前よく出かけていた ・温泉に行けたらいい	・昔は一緒に出掛けていた ・家族旅行に行きたい	12）一緒に出掛けたい
・夫が生きている間は一生懸命二人で生きていく ・本人がしたいことができたら一番だと思う ・あまり心配しても一緒だと思う ・何かあったら病院の先生に相談する	・残された時間を一緒に一生懸命生きる ・あまり心配しないようにしている	13）残された時間を充実させたい
・自分は父の希望をかなえたい ・父の希望の在宅療養を実現できて家族も安心する ・父は自然な死を希望する ・患者が苦しまない方がよい	・在宅療養は本人の希望だ ・本人は自然な死を希望している	14）患者本人の希望をかなえたい
・自分の終活をしなければと思う ・エンディングノートを書いている ・自分は友人を多く作って、交流したいと思う	・自分の終末期について考える ・患者の死後の自分の生活を考える	15）介護する家族自身の終末を考える

[大切なことの認識]

・家族は人間関係が大切だと認知する

・家族は患者と穏やかな日々を過ごしたいと思っている

[自己のなかで変化したと思うこと]

1. 患者の世話、時間の制約、ストレスに慣れていなかったが、徐々に慣れてきた

2. 自分自身のケアや人間関係を洞察した

3. 家族は患者を理解するようになり、受け入れることができた

生活の質について
肯定的な感情が高まる

[希望を見つけること]

・家族は、残された時間を有意義に過ごしたいと思っている

・家族は患者の希望を実現できることを希望していた

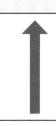

家族のレジリエンスが高まる

図 2-1　介護する家族の心理の変化（Psychology, 2019,10, 1407-1417 改変）

　これらのカテゴリを統合して考えると、介護する家族の心理プロセスを図にまとめることができる（図 2-1）。①介護する家族は、家族関係や日々の生活を充実して過ごすことが大切だと認識していた。②家族は、患者のケアに慣れておらず、患者と自分たちの感情の違いに直面した。③家族は、介護する側とされる側の気持ちを振り返り、患者の気持ちを理解し、受容するようになった。④家族は、残された時間を充実して過ごすことを希望した。これらの経験を通して、介護する家族は「家族のレジリエンス（回復力）」を得て、肯定的な気分が増えたと考えられる。

● 4. 考 察（結果から示唆されること）

1）質問紙による量的な変化について

　QOL 質問紙の CQOLC の介護肯定感の得点は、有意に上昇した。このことは、ナラティヴ・アプローチは、介護する家族の QOL を促進することを示唆している。

　CQOLC の質問項目は、「患者と家族が親密になったか」「家庭内のコミュニケーションは増えたか」「周囲の助けはあるか」「家族自身が生きている価値や意義に意識が高まったか」「患者が病気になって、家族はより前向きな人生観を持つようになったか」などを問うものだった。これらは、質的分析のカテゴリから「家族の絆が強まった」「介護は人の力が必要だ」という認識が深まり、困ったことも医師や看護師に相談して解決したこと、人間関係や自分の死について考えるという意識の高まり、介護に心の余裕が生まれるなど、前向きな人生観を持つなどの変化が見られたことと対応する。こ

のように介護の体験を語るナラティヴ・アプローチによって QOL が上昇したと考えられる。このことについては、ナラティヴは人の物語を再構築する可能性をもっているという Stanley and Hurst [14]を支持している。

　人生満足度尺度について、今回の得点である 21 点は、角野[9]が示した健康な人と同じ点数である。本研究の家族は、患者を介護し負荷があるにも関わらず、人生満足度の得点は一般の方と同じレベルであった。人生満足度の得点が一般の方のレベルとほぼ同じ程度であったことは、介護している家族は、一般の方と同様に人生に満足していることを示している。また、語りの分析のカテゴリが示すとおり家族は、患者と家族との関係の重要性を見つけていた。この気づきが人生の満足度につながっていたのではないかと考えられる。

　これらのことから介護する家族のメンタルヘルスについて、ナラティヴ・アプローチが介護する家族のストレスや重荷を軽減する可能性が示唆された。第三者が、家族の介護の体験の語りを聞くことは、家族への精神的心理的ケアとして有効と考えられる。今後、さらに広く使うことで、効果を確証する必要があると考えられる。

2）在宅ホスピスで介護することの意思決定の理由

　在宅で患者を介護することの意思決定の理由に関して、【在宅で介護することは自然なことだった】という要因は、一部日本の伝統に関係していた。かつて、日本では数世代が一緒に住んで、患者を自宅で介護していた。この伝統が部分的に残っているのかもしれない。また、加えて、介護する家族と患者との人間関係という要因があった。在宅ホスピスでケアを続けていくためには、ケアを始める前の人間関係が、在宅での介護の意思決定に影響すると考えられる。

　【在宅のほうが自分たちでよく介護できると感じた】は、患者を介護しようとする家族の強い意志が示されている。なかには病状によって患者が在宅から病院に療養場所が戻るケースもあったが[15)16)]、一般的には介護しようとする家族の意思が、在宅ホスピスでの介護を維持させる可能性があると考えられる。

　【治療方針や入院生活が本人に合わないと感じた】は、患者の気持ちを大切にした結果だと考えられる。患者の意向が実現できないこともあるが、今回の家族は患者の性格や希望を優先しているのではないだろうか。

3）在宅ホスピスを利用して良かったと感じたこと、困難だと感じたこと

　在宅で患者を介護して良かった思うことは、【安心感がある】【家族の絆が強まる】【自宅でのケアに満足する】【本人と家族がともに時間を過ごすことができる】【介護者も自分の時間をもつことができる】【自分の最期や介護について準備する】などであった。

　介護する家族は、自分がしてあげたいと思うケアを、できるだけすることができ、安心感をもっていた。さらに、自宅で患者と多くの時間を過ごすことができ、家族の絆を深めることができていた。これらのことが、人生の満足感につながったのではないかと考えられる。この認識は、遺族を対象とした研究[4]からも、支持される。さらにMcDonald, et al.[17]は、介護者の生活の質を調べ、「再交渉の関係 (renegotiating)」または、「レジリエンスを維持すること」というテーマを発見した。患者と家族の間にあった問題も再度、話し合うなどの再交渉ができること、また家族も回復力であるレジリエンスを維持することができることは、介護者のQOLを高めることにつながることを示唆している。本研究においても、【介護者も自分の自由時間を持つことができる】というカテゴリに関して、最初は介護に慣れていなくても、徐々に慣れてきて、自分の時間を作り出し、楽しむこともできていた。

　一方、「在宅ホスピスを利用して困難だと感じたこと」に関連して、精神症状や身体症状があった。これらの困難さは先行研究の結果を支持している。Phongtankue, et al.[3]は、介護する家族は3種類の危機、患者の身体の兆候や症状（51.7%）、患者や介護する人の感情的な問題(29%)、介護する人の負担感 (13%) があることを示した。またHan, et al.[18]は、ホスピスナースは、患者を訪問する際に、痛みの評価と管理、さらに家族が精神的身体的な問題にぶつかっているとき、訪問診療をする医師と看護師に相談することで、問題は解決されることを示した。介護をする家族には、気軽に相談できる医療スタッフとの関係が必要であると考えられる。

　精神的な問題については、スピリチュアルペインへのケアは重要である。スピリチュアルペインの定義は色々あるが、生きる意味の喪失や死に関する苦悩である。本研究において介護する家族は、患者のスピリチュアルペインにどう対処したらよいのかに対して困難を感じていた。病院においては、多くの専門職者がおり、スピリチュアルペインを抱えた患者は、スピリチュアルケアを受けることは容易である。しかし、在宅ホスピスを利用している方が、常にスピリチュアルケアを受ける機会はまだ少ない。Scott, et al.[19]は、介護者の心理的、スピリチュアルな問題は特にダイナミックで、共通して体験されているという。医療スタッフから患者へのスピリチュアルケアは、家族のスピリチュアルケアにつながるかもしれない。患者へのケアの例として、Ando, et al.[20]は、看護師がナラティヴ・アプローチを実施することは、患者のスピリチュアルケアに有効であることを事例から示唆している。また別の研究では、在宅を基本とした緩和ケアのプログラムは、患者にとっても有用であると認識され、患者はそのプログラムによって、もっと自分たちの行動が自立し、自分を信じることができるようになると感じている[21]。今後、在宅療養におけるスピリチュアルケアも積極的に考えていく必要がある。

良かったと感じたことと、困難だと感じたことを総合して考えると、最初は介護する家族は在宅で患者を世話することに慣れておらず、困難な問題にぶつかりながら、問題を解決していった。主治医と看護師による精神的サポートは、家族によるケアを継続することを支援していると考えられる。しかし、スピリチュアルペインのように未解決の問題もあり、さらなる介入が求められる。Jack, et al.[22]は、さらなる個別のサポートが、家族の患者をケアしていこうという気持ちを継続させることを示した。

4) 家族による「人生で大切だと思うこと」、「介護を通しての自己の変化」、「今後の希望」

　「人生で大切だと思うこと」のカテゴリについて、介護する家族は、家族関係の重要性や周囲の人との関係の重要性を認識していることを示している。在宅で患者を看取った遺族を対象とした Ando et al.[23]の研究からも、遺族は「家族」が最も大切であると認知していたことがわかる。日々の忙しい生活においては我々は重要なものを忘れがちだが、がんのような生命に関わるような問題に直面したとき、何が重要であるかを再確認することと考えられる。

　「在宅で患者の介護を通しての自己の変化」に関しては、介護する家族は、日常生活での時間や行動が制約されること、自分たちだけでケアすることの難しさ、患者本人と家族の間で意見の相違があることを感じていた。しかし、介護を続けるうちに家族は、愛する人に対して優しくなり、患者の遅くなった動作を待つことができるようになった。それは家族が危機からリカバーし、日常に戻るプロセスであり、そのことは「レジリエンス」といわれる。レジリエンスは、困難に向かう前の状態に回復することである。McDonald, et al.[17]は、介護する家族の QOL を調べ、"レジリエンスを保つこと"を示した。さらに、Yuli, et al.[24]は、がん患者のレジリエンスは介護する家族の負担感の軽減に有効であることを示した。これらの先行研究は、レジリエンスが QOL に関連していることを示唆している。本研究でも、ナラティヴ・アプローチは、変化の認識や成長を促進し、レジリエンスや QOL を高めると考えられる。

　「今後の希望」についてのカテゴリから、介護する家族は、患者と残された時間を豊かに過ごし、最期の瞬間まで介護したいと希望していた。また、患者が希望することを実現したいと考えると同時に、自分が介護される立場になった場合について考える機会となっていた。

　これらの結果を全体的にまとめると、図 2-1 のようなモデルを考えることができる。家族は、ナラティヴ・アプローチを通して語るなかで、「大切なことの認識」を深め、「自己のなかでの変化したと思うこと」を感じ、「希望を見つけること」ができていた。その過程では、家族が介護していくことにも慣れ、自分の時間を見つけることができるようになることで、生活の質について、肯定的な感情が高まってくると考えられる。

Ⅲ　家族のナラティヴの事例紹介

【事例紹介 1】在宅で夫を介護している妻の田中さん

概要：インタビューの対象者は、60 代の夫を介護している、50 代の妻であった。スーパーでパートをしながら、夫が入院しているときは毎日お見舞いに行った。在宅になって、スーパーは辞めた。妻はそれまでに夫の両親を看取った経験があった。夫は、1 年前にがんが見つかってから大学病院で治療をしていたが、治癒が困難であることから、在宅ホスピスを利用することになった。夫は、自分の病気を知っている。

●第 1 回目の面接

看護師：在宅ホスピスを利用していて、困ったこと、大変だなと思われたことはありますか？

田中さん：今朝もお父さん（ご主人）が泣きながら、起こすんです。朝方の時間で 4 時ぐらいですよ。4 時ぐらいになったら、「おい、おい、語ろう、語ろう」と言うんです。「語る」は「話そう」ということです。

　たとえば、ご飯のことで、「ごめんな、ごめんな、食べられなくて」と言うので、「いいよ、作るのは当たり前だから」と返すんですが、「当たり前じゃない」って言うんです。「いいって、ご飯はみんな食べるんだから、作らなきゃいけない」と言っても「いや、一生懸命考えて作ってくれる」って言う。だから「いい、いい」と言ったりして会話するんです。

看護師：じゃあ毎晩お父さんは寂しくなって、奥様を起こされているのですね。

田中さん：毎晩、そうですね。だからいろんなことを話します。お父さんが、「苦労してきたなあ」と言いますもんね。だから昔の話をして、お互いに泣いたりはします。

　この前は在宅になってからの夜にお風呂に入れてあげた時に、2 人で泣いたことがありました。洗ってあげている時に私も悲しくなるのだけれども。洗っている時に、「ごめんな」と、「まさかこう早くして下の世話からしてもらうことは、思わんやった」と言うから。「お父さん、いいとよ。お互いに幸せよ。もう 60 年生きてきたんやし、遅かれ早かれ、みんな 1 回は通る道よ」と言って、そう言って私も自分で慰めているんですよ。葛藤しながら。「そんな道になってるから、私もまだ自分ができるときにお父さんの世話することができて、どんなにいいことか。もう本当に有り難いことなのだから、

そんなこと言わない、言わない。みんないつかはそういう道を通るから、よか、よか」って言ってから2人で泣いたことがあるんですよ。親戚関係で葛藤もありましたが、「いつかはみんなお互いに助け合わないと」と主人と話しました。

看護師：そうですか。ご主人は、介護してもらうことをすまなく思っておられるのでしょうかね。では、少し別の話になりますが、病院ではなく、なぜ在宅で介護しようと思われたのでしょうか。

田中さん：病院にお見舞いに行って帰るとき、「私たちはもう帰るよ、お父さんも帰ってきて。どうするお父さん」と聞いたんです。そして「帰ってきたら私もお父さんのそばにおれるから」と言ったら、「帰る」と返ってきたんですね。それで在宅で看ることにしました。

看護師：じゃあ奥さんはご主人が在宅になるのは、賛成だったのですね。

田中さん：賛成、もう大賛成でした。

●第2回目の面接

看護師：介護を通してご自分が変化したことなどありましたら教えてください。

田中さん：やっぱり介護はきついですよね。同じ空間にいて、ストレスもたまるので。ただ介護するのが嫌ということは全くないです。ただ、ちょっと自由が利かない。でも、それ以上に主人がきついんだろうなあと思います。夜、吐き気かなんかでパニックになるときがあります。それはやっぱりかわいそうだなあと思います。

看護師：きついけれどもご主人のきつさから思えば耐えられる。

田中さん：そうですね、私は外に出るというか、買い物に出ることもできる。でも、やっぱり気になるから、とにかくさっさと買う物を頭の中に置いとって、パッと買ってサッと帰るぐらい。

看護師：じゃあゆっくり外に出ることはできないですね。

田中さん：ゆっくりすることはもう全然ないです。在宅になって今までゆっくりはないです。

　　ただ、娘が見守りなどしてくれるので、来週博多座の公演を観に行く予定です。主人も「行っていい」と言うから。もう久しぶりに出ますね。うれしいですね。

看護師：色々経験するなかで介護のなかでも、楽しみもできるようになったということですね。わかりました。では次の質問ですが、奥さまの人生で大切にしていることは、どのようなことでしょうか。

田中さん：そうですね。大切にしているのは、とにかくお父さんが安らぐという
　　　　か、心が安らぐように、とにかく言い分を全部聞いてあげていくのがもう一
　　　　番です。

看護師：じゃあご主人中心の生活ですね。

田中さん：そうです、そうです。「これが食べたい」と言うたら、すぐ買いに行
　　　　くし。「こんなのがあればいいね」とか言えば、「そうね」と言って、少しで
　　　　もなにかできるようにしています。

田中さん：本人はゴルフが好きなので、少しでも体調が良ければ、私がそこにゴ
　　　　ルフパットを広げたりするんですよ。

看護師：ご主人が楽しめればいいなあと思っていらっしゃるのですね。

田中さん：そうですね。

看護師：それでは次の質問ですが、奥さん自身の今後の希望はありますか。

田中さん：いや、もう私自身はそんなのないです。もう主人中心で、主人がなん
　　　　でもできたらそれが一番いいんだけれどもなあというか。あとは温泉にも行
　　　　きたいんだけれども、それがなかなかできていないです。

看護師：少し難しい質問なのですけれども、ご自分の人生について思うことがあ
　　　　れば教えてください。

田中さん：そうですね。私の人生を振り返って、「何でこの地に嫁いで来たんだ
　　　　ろう」というのはやっぱりあります。「私はなんのためにここに来たのだろ
　　　　う」というのがありましたけれども。でも、それも運命かな。ここに嫁いで
　　　　なかったら、また違う苦労をするんだろうなあとか、いろいろ思います。で
　　　　も……まあそれはしょうがないね。

看護師：なるほど。嫁いできてから、ご家族の看病をしてきて。

田中さん：そうですね。だからずっと看病づくしだったです。15 年、そうです
　　　　ね（笑）。でもいい勉強させてもらいました。

看護師：色々経験して、先ほど人生勉強とおっしゃったけれども、その勉強をさ
　　　　れるたびに、自分の中で変わってきたことはありますか。

田中さん：ありますね。人生で色々と経験しているうちに、やはり自分も年を
　　　　取ってきたんでしょうね。ああ、こうしたら、今そんなことを言ったら、こ
　　　　の先でどうなるかとか、いろんなことを思って。だから義兄との間でもわだ
　　　　かまりがあったのですが、私たちが変わらないと、自分が折れていかないと
　　　　と思いました。そしてうまくやっていくことなど、考えます。

看護師：うーん、よく考えておられるのですね。

田中さん：いやいやいや、でもそうしないと、お互いに助けてもらう、助けても
　　　　らわないといけないときが来ると思う。主人にもしものことがあったら、そ
　　　　の後は義兄と一緒にやっていかないといけないので、仲よくしていこうと考

えました。

看護師：最後に、今も夜中に起こされますか。

田中さん：主治医に相談して、毎晩お薬を飲むようになりました。少し起きて、また寝るという感じです。だけど、安定剤を飲んでいても目が覚めるみたいで、昨日は２時半に起こされました。でも安定剤を飲んでいるので、本人も眠たいようです。うがいをして、また寝るという感じです。

看護師：奥さんは少し寝不足でしょうか。

田中さん：ええ、でももう慣れましたよ。慣れて、自分も昼寝をしたりしています。主人が寝ている間に、洗濯したり、なんやかんやしているとあっという間に１日が過ぎます。

看護師：そうなのですね。介護で自由な時間は少ないけれども、博多座に行くことができるようになった。朝方に起こされて語ろうということもあったが、今は夜は眠るようになったと、問題を次々に解決している感じですね。また、ご自身のなかでも色々と考え方が変わっていくこともわかりました。今日はお忙しいなか、色々とお話ししていただきましてありがとうございました。

田中さん：いえいえ、お役に立てれば幸いです。

【事例紹介 2】在宅で夫を介護する妻の上野さん

概要：インタビューの対象者は、60 代女性の上野さんであった。70 代の夫を在宅で介護するようになった。夫は健康診断でがんが発見されて大学病院で治療をしていたが、治療がこれ以上困難であることから、近医の紹介で、在宅療養をすることとなった。今回、患者の主治医の紹介で、インタビューに参加してもらうことになった。以下は 2 回目のインタビューの一部である。

> **看護師**：本日はよろしくお願いします。大変な時期も過ごされたと思うのですが、その中で上野さんご自身が、介護を通して変わったと思うようなことは、何かございますか。
>
> **上野さん**：在宅療養になってまだそんなに長くはないのですけれども、今まで経験していなかったから、色々なことを考えます。自分のことも考えるし、自分のこれからのことですね。でも訪問看護は、すごくいいと思います。やっぱり、介護の大変さというのも実感したので、人の力を借りないと、もう自分だけでは無理だと思うようになりました。ちょっと前は、本当に落ち込んでいた時があったけれども、そういう外部の方が入ってくれたりして、ずいぶん救われると思いましたね。
>
> **看護師**：落ち込んでいたのですね。落ち込まれていた時の話で申し訳ないのですが、在宅ホスピスを利用して、どこか困ったこと、難しかったことはありますでしょうか。
>
> **上野さん**：そうですね。うちの主人は自分で何でも調べて、治療を決めようとします。私が治療の副作用とか色々と考えるから、どうしても夫と意見がかみ合わなかったりしました。夫は痛みもあったりして、イライラすることがあるから、どうしても私に当たってきたりするんですね。そんな時、自分のはけ口がありませんでした。「相手は病人で、イライラしている」とは思いますが、どうしていいか分からなくて。やはり介護の体験をしていない方には、これは分かってもらえないし。それに、あまり知らない人に愚痴はこぼしたくないという気持ちもありますよね。それは、子どもに対してもそうですけれども。あんまり迷惑をかけたくないなという気持ちもあるから、どうしても中に抱え込んで。大学病院に行くと、先生も看護師さんも忙しそうだから、いろいろな相談も気が引ける。だから、訪問看護で来ていただいて、ゆっくり相談できる時間が取れるのは、すごく助かりました。
>
> **看護師**：では、訪問が入るようになって、ご自分としても、気持ち的にも楽になったのですね。
>
> **上野さん**：救われましたね。それはもう、比べようがないくらいですね。いい先

生にも巡り合って、主治医の小山先生にも巡り合って。主人が、先生との信頼関係を築けたというのが、とても大きかったですね。余命というか、それを私はどう伝えたらいいのかと思っていたんですけれども。それも、先生が上手に宗教とか、いろいろな言葉を出してきて。だから、それは本当に良かったと思うんですよね。今も、これから病状がもっと重くなってきて、寝たきりとなってきた場合、どうなるのかなという不安はあるんですけれども。

看護師：では前は、「大変だろうな。おうちで、家で見るのは大変だろうな」と思っていたけれども、実際に始めてみると、先生や訪問看護などいろいろな方が来られたりして、「やっていけそう」みたいな感じですか。

上野さん：今のところ、そう思っていますね。かなり精神的にも救われましたね。そういう方が入ってきて、こちらの疑問とか不安に思っていることを看護師さんが答えてくれる。時間も取れる。1時間から1時間半いらっしゃって。今、主人の腰のマッサージをやってもらっているんですけれども、その間、私も一緒にいて、いろいろおしゃべりをする時に、いろいろ聞けたりして。だから、そういうのもとても良いです。

看護師：ご主人は、主治医の先生とどの辺で信頼関係が築けていったような感じですか。

上野さん：うちの主人は、自分の考えを持っているので、もし上から目線で頭ごなしに言われると反発しやすいタイプなんです。それが小山先生が、すごく穏やかに話していただいて。今では先生のいうことを聞くようになりました。

看護師：最初は、ご主人が奥様に当たってきたりしたが、小山先生や訪問看護が入って、落ち着いたということですね。では次の質問ですが、介護の体験を通して、ご自分自身が人生で大切にしていることというのは、どのようなことでしょうか。

上野さん：主人のこれからです。今、大学病院の先生から、あと1カ月と言われています。それで主人の看病を、本人がある程度、満足するようにできればよいと思っています。主人が、最近電話で、「いやあ、こんな病気になったけど、みんなすごく大事にしてくれて、申し訳ない」みたいなことを話していました。だから、本人もちょっと性格も変わってきつつもあるかなとも思うし。だから、今のところは、主人がある程度、満足して生活できたら良いと思っています。

　小山先生から、「もしかしたら、急変することもあり得るから、それは考えておかなきゃいけませんよ」と言われています。だけれども、死を受け入れるということは難しいですよね。死を受け入れてしまうと、「死ぬんだったら、もう何もしたくないな」と思ってしまうのも、やっぱりありますよね。やっぱり、何かをしなければいけないと思うことは、「もしかしたら、生き

るかもしれない」という望みをもったときに出てくるものでしょう。「もうちょっと長く生きられるかも」という望みを持って、じゃあ、何かちょっとやろうと、たぶん、思うんですよね。だから、たとえば、自分が、はっきり余命を言われたら、かなりショックだと思うんです。それはもう、自分にも重ねて考えますけれどもね。そうしたときに、やっぱり「宗教」とかそういうものを持っていないと、なかなか受け入れて、平穏にその日を迎えるということは、なかなか難しいと思っています。今は、ゴルフのことなどを考えることが楽しみのようです。

看護師：そうですか。わかりました。では、次の質問ですが、ご自分の今後の希望、将来的なことでもいいし、身近なものでもいいのですが、何かありますか。

上野さん：本当にもう、自分の終活、終わりの準備をしなければいけないと思うくらい。それは思っているんですよ、主人を見ていると。エンディングノートも、きちんと書いて、整理をしておかなければいけないと思いますね。今は、やっぱり介護をしていると、何かを集中してやろうという気持ちが、何となく、ばらばらになって、何かをしようと思いながらも、それに集中できない、そういうもどかしさはありますね。やらなければならないことはいっぱいあるのにと思って。

　他に、これからの希望など……。今は、孫が生まれるので、洋服を縫ってあげたりしたいかな。自分の気分転換にもなるんですよね。やっぱり介護というのは、楽しいだけではないですから。気が重くなることもあるから、孫の洋服の形ができていくというのは、縫っていても楽しくなってきます。

　洋裁は、昔々、娘が小さかった頃に、娘にも縫っていたこともあって。その後、ずっと中断していて、なかなか始める気にもならなかったのですけれども、孫のことだと思ったら、急に、何か作ろうという気になって。畳んであったミシンを持ってきて。だから、そんなことをしても楽しいと思ったりもして。やりたいことはいっぱいあるんですよ。

看護師：では最後の質問ですが、介護も含めて、ご自分の人生について、どのように思われますか？

上野さん：実際に病気が進んで重くなってきたら、大変だろうとは思うんですよね。その不安はあって、最近、どうなるんだろうと思ったりもするんです。介護保険を使ったらお風呂なんかも入れてくださると言いますよね。やっぱり、もう自分は、こう言ったらあれですけれども、縛られて、ほとんど家にいるみたいなことになるのかとか思ったりもするんですよね。

　だから、介護に関しては、ちょっと不安はありますけれども。これからどんどん重くなるというか、寝たきりになった場合にはどうなるのかとか。

看護師：今はまだ自由に動いていらっしゃるんですか。

上野さん：今ですか。主人ですね。何週間か前は、貧血があって、めまいもあって外出は私が車に乗せていきました。ここ１週間ぐらいは、容態も安定してきて、食欲もでてきました。前は全く食べなかったんですよ。それが、適量な医療麻薬ですか。ああいう痛み止めを処方していただいて、そうしたら、本当に痛みが取れてきて。先生も言っていましたけれども、痛みを我慢して「何もしたくない」と言っていても、それぐらいだったら、適量を使用すれば快適な生活ができると言われて、それは、すごく実感していますね。本当に痛みを感じなくなって、だから、食欲も出てきて。車で送ってくれるようになったんです。先日も食事にいくときに、娘たちも乗せて行ったんですが、その運転がすごく慎重だったんです。私も「え、こんな慎重な運転するんだ」と改めて思って。そうしたら、娘が、きょうだい、兄のほうにね、息子のほうに言っていたらしいんです。「涙が出そうだった」と。主人は割と運転が上手で、結構、すいすいと行っていたのに、こんなふうな運転をするんだと思ったら、涙が出そうだったと。

　　主人としては、娘も乗せているということもあって、慎重に、慎重にと思ったこともあるんでしょうけれども。向こうから来る車をじっと待って。いやあ、すごく慎重で。ある意味では、本当に、こんな慎重に運転をしているのかと思って安心はしましたけれども。

　　娘は今、長崎にいるんですけれども、父親が余命１カ月ということを伝えたら、休みの日は、土日はこちらに来て、食事をしているんです。だから、家族みんなが主人を一生懸命支えていると思ってですね。今まで、娘は、休みでもなかなか帰ってこなかったんですよ。やりたいもあるしとか、いろんなことを言ってなかなか帰ってこなくて。でも、今はもう、休みには必ず帰ってきています。

看護師：休みには帰ってきて、みんなで食事に、ちょっと行こうかとか。

上野さん：そうですね。行ったり、娘と一緒に作ったりですね。だからもう、かなり主人は、満足だと思いますよね。

看護師：ああ、そうですか。本日はお話ししていただいてありがとうございました。

【上野さんのナラティヴを振り返って】

　上野さんの夫のように、「大学病院では治療が難しい」と言われたとき、患者が自分で他の治療を調べて治療した後、副作用が出てきているとき、家族（妻）は、どのように言葉をかけたら良いだろうか。また、夫が副作用が出てきて、体調が悪く、イ

ライラしているときに、どのような声かけができるだろうか。

　この事例では、病院から退院したものの、まだ在宅ホスピスにつながっていない間の出来事を振り返っているが、家族の不安、心配、どう対処したらよいのかという混乱を知ることができる。そのような時期に在宅ホスピスを提供している主治医と訪問看護ステーションの看護師に出会い、心配に思っていることを話すことができたことは、安心につながり、さらに療養生活のなかで自分でできることが拡大していった様子であった。

　また上野さんは、「自分が夫に気を使って出かけている」と考えていたが、体調が悪い夫にしてみれば、体調が悪い自分をおいて出かけることの不安や心配から、不満や苦情が出てきていた。上野さんは夫とのやり取りの中で、自分は患者を理解できていると思っていたが、実は理解できていなかったことに気づいたりと、ケアをする側と受ける側の気持ちを考えるようになっていた。

•• 参考文献 ••

1) Ullrich, A., Ascherfeld, L., Marx, G., et al. (2017). Quality of life, psychological burden, needs, and satifaction during specialized in patien palliative care in family caregivers of advanced cancer patients. BMC Palliative Care, 10(16), 31.

2) Kozlov, E., Phongtankuel, V., Prigerson, H., et al. (2019). Prevalence, severity, and correlates of symptoms of anxiety and depression at the very end of life. Journal of Pain Symtom Management. DOI:10.1016/j.jpainsymman. 2019.04.012.[Epub ahead of print]

3) Phongtankuel, V., Burchett, C.O., Shalev, A., et al. (2019). Perception of a home hospice crisis: an exploratory study of family caregivers. Journal of Palliative Medicine, doi: 10.1089/jmp.2018.0511.

4) Ando, M., Ninosaka, Y., Okamura, K., et al. (2015). Difficulties in caring for cancer patients at the endo of life at home and complicated grief. American Journal of Hospice and Palliative Medicine, 32,

5) Oken, M.M., Creech, R.H., Tormey, D.C., et al. (1982). Toxicity and response criteria of the Eastern Cooperative Oncology Group. American Journal of Clinical Oncology, 5(6), 649-656.

6) Weitzner, M.A., Jacobsen, P.B., Wagner, H.Jr., et al. (1999). The Caregiver Quality of Life Index-Cancer (CQOLC) scale: development and validation of an instrument to measure quality of life of the family caregiver of patients with cancer. Quality of Life Research, 8, 55-63.

7) 安藤早紀, 原田真理子, Weitzner, M.A., 他. (1993). Caregiver Quality of Life Index- Cancer (CQOLC) 日本語版の信頼性・妥当性の検証. Palliative Care Research, 8(2), 286-92.

8) Diener, E., Emmons, R.A., Larsen, R.J., et al. (1985). The satisfaction with Life Scale. Journal of Personal Assessment, 49, 71-75.

9) 角野善司 (1994). 人生に対する満足度尺度 (the Satisfaction With Life Scale[SWLS] 日本版作成の試み, 日本教育心理学会発表論文集, 36, 192.

10) Goldberg, D. (1978). Manual of the general health questionnaire. Windsor: Nfer-Nelson.

11) 中川泰彬・大坊郁夫 (1985). 日本版 GHQ　精神健康調査票（手引き）．日本文化科学社.

12) Lloyd-Williams, M., Shiels, C., Ellis, J., et al. (2018). Pilot randomised controlled trial or focused narrative intervention for moderate to severe depression in palliative care patients: DISCERN trial. Palliative Medicine, 32(1), 206-215.

13) Wise, M., Marchand, L.R., Roberts, L.J., et al. (2018). Suffering in advanced cancer: a randomized control trial of a narrative intervention. Journal of Palliative Medicine, 21(2), 200-2007.

14) Stanley, P., Hurst, M. (2011). Narrative palliative care: a method for building empathy. Journal of Social Work in End of Life & Palliative Care, 7, 39-207.

15) Phongtankuel, V., Scherban, B.A., Reid, M.C., et al. (2016). Why do home hospice patients return to the hospital? A study of hospice provider perspectives. Journal of Palliative Medicine, 19, 51-56.

16）河瀬希代美・稲村直子・小貫恵里佳, 他（2017）. 積極的治療終了後に在宅生活を中断したがん患者の家族が抱える困難, Palliative Care Research, 12, 194-202.

17）McDonald, J., Swami, N., Pope, A., et al. (2018). Caregiver quality of life in advanced cancer: qualitative results from a trial of early palliative care. Palliative Medicine, 32, 69-78.

18）Han, C.J., Chi, N.C., Han, S., et al. (2018). Communicating caregivers' challenges with cancer pain management: an analysis of home hospice visit. Journal of Pain Symptom Management, 55, 1296-1303.

19）Scott, A.M., Marilyn, K., Kirsty, B., et al. (2010). Archetypal trajectories of social, psychological, and spiritual wellbeing and distress in family care givers of patients with lung cancer: secondary analysis of serial qualitative interviews. British Medical Journal, 340(7761), 1-6.

20）Ando, M., Yamamoto, M., Ninosaka, Y., et al. (2019). A pilot study of narrative approach for terminally ill cancer patient at home hospice. Clinical Case Reports and Review. DOI, 10.15761/CCRR.1000383.

21）Philip, R.R., Venables, E., Manima, A., et al. (2019). "Small interventions, big big roles" a qualitative study of patient, care-giver and health-care worker experiences of a palliative care program in Kerala, India. BMC Palliative Care, 18(1), 16.

22）Jack, B.A., Baldry, C.R., Groves, K.E., et al. (2013). Supporting home care for the dying : an evaluation of healthcare professionals' perspectives of an individually tailored hospice at home service. Journal of Clinical Nursing, 22, 2278-86.

23）Ando, M., Morita, T., Miyashita, M., et al. (2011). Factors that influence the efficacy of bereavement life review therapy for spiritual well-being: a qualitative analysis. Supportive Care in Cancer, 19, 30-314.

24）Yuli, L., Yuanjing, Q., Xiaorong, L., et al. (2019). Family resilience and psychological well-being among Chinese breast cancer survivors and their caregivers. European Journal of Cancer Care, 28(2), 1-8.

第3章

在宅ホスピスに同行する
看護師のナラティヴ

Ⓘ　イントロダクション

　第 2 章でみたように、家族が在宅で終末期の患者を介護する場合、様々な問題に遭遇していた。これらは海外の文献からも示されていた。Ullrich, et al.[1]は、進行がんを患った患者を介護する家族は、悲しみ、寂しさ、疲弊感、不安や抑うつ感を感じているといい、Kozlov, et al.[2]は、在宅ホスピスで介護する家族は、中等度から重度なレベルの不安やそれに似た兆候も体験しているという。さらに、Phongtankuel, et al.[3]は、家族は患者の身体症状、感情的な問題を感じ、負担感のような危機を感じているといい、Reblin, et al.[4]は、介護する家族は中等度の抑うつ感を感じているという。これらの研究は、在宅ホスピスでの患者や家族へのサポートの必要性を示唆している。

　このような状況のなかで、訪問診療に同行する看護師は、訪問看護ステーションの看護師とは異なる役割を担っていると考えられた。訪問看護ステーションは、患者の主治医と密に連携して、看護を提供しているが、診療訪問に同行する看護師は、また他の視点も必要とされると考えられ、どのような役割や視点をもっているかを明らかにすることは、在宅ホスピスのケアの充実に貢献できると考えられた。そこで本章では、患者の主治医が訪問する際に同行する看護師が、どのようなケアを実践しているのか、また在宅ホスピスについてどのように考え、感じているかの認識を明らかにすることとした。最初に 6 名を対象とした調査を示し、次に事例を示す。

Ⅱ　看護師を対象とした調査研究

● 1. 目　的

　在宅ホスピスケアを提供しているクリニックの訪問診療に同行する看護師のケアの内容と在宅ホスピスケアへの認識について質的に調べることを目的とした。

● 2. 方　法

参加者：

　インタビューの参加者は6名であった。在宅ホスピスケアを提供しているクリニックで、訪問診療に同行している看護師であった。医師からみて、インタビューが負担になると思われる方は除外し、約1時間のインタビューが可能だと考えられた方に調査の依頼を行った。

インタビュー方法：

　在宅ホスピスケアを提供する3つのクリニックからインタビューの同意が得られた方に協力を依頼した。インタビューの内容は、「ケアの内容」と在宅ホスピスをどのように考え、感じているか、という「在宅ホスピスの認識」であった。インタビューの時間は約1時間であった。分析は、インタビューの語りを対象として、内容分析を行った[5) 6)]。そこで、コード、サブカテゴリ、カテゴリを抽出した。サブカテゴリは〈　〉で、カテゴリは【　】で示した。

● 3. 結　果

1. 在宅ホスピスにおける看護師のケアの内容（表3-1）

　訪問診療に同行した看護師の「ケアの内容」に関する語りから以下のようなサブカテゴリとカテゴリが得られた。

＊〈看護師は生活者としての患者を知る〉〈訪問して患者の人生がみえる〉などは、【患者の人生を含めた生活者として理解する】とまとめた。

＊〈急がない態度をとる〉〈看護師は家族に声かけをする〉などは、【患者や家族がスタッフと話しやすい環境を作る】とした。

＊〈患者と介護者の思いを知ろうとする〉〈いつでも家族はスタッフに連絡がとれるという安心感をつくる〉などは、【患者と家族が安心して療養生活ができるように心がけている】とした。

＊〈訪問診療の看護師は患者の微妙な変化に気づく〉〈家族の疲弊が見えるとサポートを強化する〉などは、【微妙な変化に気づいてサポートを強化する】とした。

＊〈看護師は他職種と情報共有して連携をとる〉〈訪問診療の看護師はステーションの訪問看護師と調整する〉などは、【他職種と情報共有して調整する】にまとめた。

＊〈家族に患者の死に対する意識づけをする〉〈悔いのない看取りを支援する〉などは、【家族による死の受容へのケアと臨死期でのケア】とした。

表 3-1　看護師の「ケアの内容」についての語りの質的分析

サブカテゴリ	カテゴリ
・看護師は生活者としての患者を知る ・訪問して患者の人生がみえる ・普通にお邪魔する感じで訪問している	1) 患者の人生を含めた生活者として理解する
・急がない態度をとる ・看護師は家族に声かけをする ・患者や家族の性格を理解する ・看護師は医師と話せる場を作る	2) 患者や家族がスタッフと話しやすい環境を作る
・患者と介護者の思いを知ろうとする ・いつでも家族はスタッフに連絡がとれるという安心感をつくる ・家族とスタッフの信頼関係を構築している ・看護師はコミュニケーションスキルを上手に使う	3) 患者と家族が安心して療養生活できるように心がけている
・訪問診療の看護師は患者の微妙な変化に気づく ・家族の疲弊が見えるとサポートを強化する ・介護者の負担や不安を軽減する	4) 微妙な変化に気づいてサポートを強化する
・看護師は他職種と情報共有して連携をとる ・訪問診療の看護師はステーションの訪問看護と調整する ・看護師は他の専門職者にうまく状況を伝える表現力が必要だ	5) 他職種と情報共有して調整する
・家族に患者の死に対する意識づけをする ・悔いのない看取りを支援する ・看護師は時間を大切にする ・看護師は患者の身体症状へのケアをする ・家族の疲労感和をする ・看護師は病状の変化でサポート体制を見直す	6) 家族による死の受容へのケアと臨死期でのケア

2. 訪問診療に同行する看護師による在宅ホスピスの認識（表 3-2）

　訪問診療に同行する看護師が、在宅ホスピスに対してどのように考え、どのように感じているかの語りを分析したところ、17 のカテゴリが得られた。それらのカテゴリを分類すると４つのテーマ、[在宅ホスピスという環境のよさ][在宅ホスピスの特徴を活かした看護師のケア][在宅療養の導入と継続の推進][病院と在宅のさらなる連携の必要性] がみられた。

　1) [在宅ホスピスという環境のよさ] というテーマについては３つのカテゴリがあった。

＊〈在宅は１対１で話を聞く環境がある〉〈訪問ではその人だけの時間と環境がある〉などは、【在宅ホスピスでは患者や家族の話をじっくり聞ける時間と空間がある】とした。

＊〈本人（患者）は家で自由に色々できる〉〈介護をする家族も自由に過ごすことができる〉などは、【在宅療養では患者も家族も自由がある】とした。

＊〈病院から家に帰るとずっとよくなることがある〉〈患者も家族ももっと長生きするかもと思う瞬間がある〉は、【在宅では生きる希望が出ることがある】とした。

　2) [在宅ホスピスの特徴を活かした看護師のケア] というテーマについては４つのカテゴリが含まれている。

＊〈看護師は強い責任感を感じる〉〈在宅ホスピスに関わる仕事が楽しい〉などは、【在宅ホスピスの看護師としての責任と達成感を感じる】とした。

＊〈在宅では患者や家族のことを親身になって考える〉〈患者が亡くなると寂しくてつらい〉などは、【在宅では患者や家族を親身に考えてつながりを感じる】とした。

＊〈在宅では精神的心理的ケアは稀なのでメンタルケアを提供するように心がけている〉〈傾聴してアドバイスをすることで患者の不安を軽減する〉などは、【在宅ホスピスではメンタルケアも大切にする】とした。

＊〈訪問診療に同行する看護師はステーションの訪問看護師の意見を取り入れて調整する〉〈訪問診療の看護師は患者が医師の説明が理解できているか確認する〉などは、【訪問診療と訪問看護を調整して連携する】とした。

3）[在宅療養の導入と継続の推進]では、2つのカテゴリがあった。

＊〈患者と家族が帰ることを希望する〉〈今までの家族関係があって在宅になる〉などは、【患者と家族の在宅への希望があることと今までの家族関係が導入につながる】とした。

＊〈介護者も経済的な問題があって外で働く〉〈老老介護で体力が必要〉などは、【家族の経済的問題と介護力の問題もある】とした。

4）[病院と在宅のさらなる連携の必要性]というテーマでは2つのカテゴリがあった。

＊〈看取りの場所の考えは家族で異なる〉〈かかりつけ医であっても夜中は診療できないこともある〉などは、【看取りについては家族、病院、在宅で意見が異なることがある】とした。

＊〈病院と在宅のスムーズな行き来が非常に求められる〉〈病院によっては最期は引き受けると言っていたが、引き受けないこともある〉などは、【病院と在宅のさらなる連携の必要性を感じる】とした。

表 3-2　訪問診療に同行する看護師による在宅ホスピスの認識（考えたこと、感じたこと）

サブカテゴリ	カテゴリ

1. 在宅ホスピスという環境のよさ

・在宅は1対1で話を聞く環境がある ・訪問ではその人だけの時間と環境がある	7) 在宅ホスピスでは患者や家族の話を じっくり聞ける時間と空間がある
・本人（患者）は家で自由に色々できる ・介護をする家族も自由に過ごすことができる	8) 在宅療養では患者も家族も自由がある
・病院から家に帰るとずっとよくなることがある ・患者も家族ももっと長生きするかもと思う瞬間がある	9) 在宅では生きる希望が出ることがある

2. 在宅ホスピスの特徴を活かした看護師のケア

・看護師は強い責任感を感じる ・在宅ホスピスに関わる仕事が楽しい	10) 在宅ホスピスの看護師としての責任 と達成感を感じる
・在宅では患者や家族のことを親身になって考える ・患者が亡くなると寂しくてつらい	11) 在宅では患者や家族を親身に考えて つながりを感じる
・在宅での精神的心理的ケアは稀なのでメンタルケアを 提供するように心がけている ・傾聴してアドバイスをすることで患者の不安を軽減する	12) 在宅ホスピスではメンタルケアも大 切にする
・訪問診療に同行する看護師はステーションの訪問看護 師の意見を取り入れて調整する ・訪問診療の看護師は患者が医師の説明が理解できてい るか確認する	13) 訪問診療と訪問看護を調整して連携 する

3. 在宅療養の導入と継続の推進

・患者と家族が帰ることを希望する ・今までの家族関係があって在宅になる ・いつ呼んでも来てくれることが家族の安心の材料	14) 患者と家族の在宅への希望があるこ とと今までの家族関係が導入につな がる
・介護者も経済的な問題もあって外で働く ・老老介護で体力が必要	15) 家族の経済的問題と介護力の問題も ある

4. 病院と在宅のさらなる連携の必要性

・看取りの場所の考えは家族で異なる ・かかりつけ医であっても夜中では診療できないことも ある	16) 看取りについては家族、病院、在宅 で意見が異なることがある
・病院と在宅のスムーズな行き来が非常に求められる ・病院によっては最期は引き受けると言っていたが、引 き受けないこともある ・訪問診療の看護師は訪問看護師をサポートしたり、フ ォローする	17) 病院と在宅のさらなる連携の必要性 を感じる

● 4. 考　察

1. 訪問診療に同行する看護師の語りの内容

　看護師は、患者の自宅を訪問することで、患者の生活を知り、一人の生活者として理解しようとしていた。そして、【患者や家族がスタッフと話しやすい環境を作る】ことを心がけていた。Shalev, et al.[7]は、「在宅ホスピスを利用する介護者は、もっと情報がほしいと思っている」ことを示し、Oliver, et al.[8]は、「ホスピスナースは、複雑なケースにおいても患者の自分の生きていた意味や、価値を確認するようなコミュニケーション技術（validation technique）を使っている」ことを示した。本研究の看護師も、患者や家族が話しやすい雰囲気を作るために、基本的なコミュニケーション技術とともに、患者の人生を肯定するようなコミュニケーションをとっていると考えられる。また、いつでも連絡がとれるということを実感してもらい、患者や家族とスタッフとの信頼関係や安心感の構築をしていると考えられた。

　訪問診療に同行する看護師は、訪問看護ステーションの看護師と違う特徴として、【微妙な変化に気づいてサポートを強化する】ことを行っていた。毎日患者や家族と会っているわけではないので、より前回からの変化に気づきやすいという。それは、家族の雰囲気であったり、患者の心身の状況、家族の疲弊の度合いが見えるという。そこで、必要に応じてサポートを強化していた。このことは、家族のレジリエンスを高めていると考えられる。先行研究ではレジリエンスが QOL(quality of life: 生命の質)に関係していることを示している。McDonald, et al.[9] は、介護者の QOL を調べ、「レジリエンスを維持すること」の重要性を示した。さらに Yuli, et al.[10]は、がん患者を介護する人のレジリエンスは、介護者の負担感に関係する QOL に貢献することを示している。これらの先行研究を支持するように、訪問診療に同行する看護師は、家族の介護の疲弊を感じた場合、訪問看護の回数を増やすなどして、家族の回復力を維持し、家族の QOL を保つようにしていると考えられる。

2. 訪問診療に同行する看護師の在宅ホスピスに対する認識

　各テーマについてみていく。[在宅ホスピスという環境のよさ] について、看護師は、自宅で療養する患者は時間を自由に使い、時には希望も出てくると認識していた。患者や家族の希望に応じて、療養場所を選択できることは、QOL の高い死（good death）[1]を実現するためには重要と考えられる。

　[在宅ホスピスの特徴を活かした看護師のケア] というテーマについて、訪問診療

に同行する看護師は、患者と介護者のメンタルケアも大切と考えていた。Kozlov, et al.[2] は、在宅ホスピスを利用する患者は、死までの1週間のなかで中等度から重度なレベルの不安と抑うつ感を経験していることを示した。本研究では、「患者が身体的にきついときに、家族に当たること」や、「患者のスピリチュアルペインへの対処」を家族は困難だと感じていた。このことからも、診療訪問で同行する看護師やステーションの看護師が患者や家族へのメンタルケアを提供することは重要であると考えられる。Reblin, et al.[4] は、患者の療養中にがん患者の配偶者と看護師の間で感情を表現するコミュニケーションがある場合、患者の死後の、介護者の1年間の抑うつ感が軽減されることを示すという。すなわち、感情を表現することを促すことは、介護者のメンタルヘルスを促進する。今後は、様々な介入がメンタルヘルスの維持に必要とされ、さらにその効果を検証することが在宅ホスピスにおけるエビデンスに基づいた実践をしていくために必要とされるだろう。

　[病院と在宅のさらなる連携の必要性]というテーマに関しては、家族、訪問診療するクリニック、ステーションの訪問看護師の間でも「看取り」に関する意見は異なっていた。近年、患者の意思を十分反映した療養の計画が重要であると認識されるようになり、アドバンス・ケア・プランニングが重要だと考えられるようになった[1]。今後、看護師はこれらの話においても重要な役割をもつと考えられる。
　さらに、患者が治療をうけていた病院から在宅に移行する際に、時にうまくいかないことがあり、今後スムーズな移行ができる環境を整える必要があると考えられる。
　また、Limardi, et al.[12]は、ヘルスケアチームのコミュニケーションの重要性を示している。本研究でみられたように、訪問診療に同行する看護師は、訪問看護ステーションの看護師や、その他の多職種と情報を共有し、調整していくことが1つの役割として重要であることが示された。

Ⅲ　看護師のナラティヴの事例紹介

【事例 1 －看護師の藤田さんの事例】

　面接担当者（研究者）が、訪問診療に同行する看護師にインタビューをした内容の一部を紹介する。

　面接担当者をインタビューアーとして I で示し、語る看護師を藤田さんとする。

I ：在宅ホスピスで実践している看護の内容、また在宅ホスピスについて考えること、思うことがあったらお話しください。

藤田さん：私は基本的にその方の家に入った瞬間に、雰囲気を感じるようにしています。少しでも何か空気が違うと「あれ、何かが違う」と感じるんです。そうするとやはり本人さんか家族かで何かが起きている、何か思うところがあるとか、悩んでいることがあるとか、そういうことがあるんです。喧嘩しているとか、その日の雰囲気というのがあるので、まずはその家の中の雰囲気というか、空気を感じるようにしています。何か感じたら、「どうかされましたか」とか言って聞いたり、そこで聞けないときはまた別のタイミングで、家族に聞きたいことだったら玄関のほうで、本人さんに聞こえないところで「何かありましたか」とか、ちょっと聞いてみたりとか。そうすると、「いや、実はね」と話をしてくれることがあるので、そういうときは、その話をずっと傾聴するようにしています。

I ：雰囲気の変化が特に大切だというふうに心がけていらっしゃるのですね。

藤田さん：そうですね、雰囲気ってやっぱり大事だと思うんです。在宅でケアをしていく中で、やっぱり家族の協力があってこそだと思うので、家族が疲弊すればやっぱり在宅ケアは難しくなるし、患者さんは家族に対して迷惑をかけているとか気兼ねしてしまう。

I ：特に日本人にはそういうところがあるような感じがするんですけれども。悪いなというか。

藤田さん：そうやって疲弊しているのが見えてくると、サポートを入れたりして、在宅で過ごせるように体制を整えていくというか、フォローしていくようにしています。一時的なレスパイト入院とかもあるけれども、患者さんが家にいたいというのであれば、家族さんがちょっと休める時間が取れるように何かサポートを入れていくとか、そういうことをすると在宅生活って意外とできるんじゃないかと思います。

I ：そうですか。ただ、現在、女性も働く人が増えているので、在宅で介護する

ことは難しいのではないでしょうか。

藤田さん：帰りたいという思いがあって、依頼があればだいたい在宅を受けています。家族がいなくても、訪問看護ステーションはもちろんですが、ヘルパーさんとか訪問入浴とかいろんなサービスを組み合わせて、その人がちゃんと生活ができるようにしています。誰かの目が1回でも多く入るようにしていくという感じですね。

Ｉ：必ずしも家族がずっと付いてという感じではないのですね。ですが、だんだん悪くなっていくと家族も負担になってくるのではと思いますが。

藤田さん：何が一番怖いかというと、「ああ」とか「痛い」とか、何か突発的なことが夜起きることなんです。やっぱり不安になるじゃないですか。そういうとき必ず訪問看護師さんに連絡してもらい、訪問看護師に行ってもらう。その後、訪問診療をしているここに報告してもらうようにしています。

Ｉ：それは24時間ですか。

藤田さん：はい。この状態が今どうなのかというのはやっぱり家族は分からないので、訪問看護師さんが来て、今はこういう状態ですとか、もう大丈夫ですよとか、「大丈夫ですよ」という一言だけでも家族はほっとするんです。いつ呼んでも来てくれるとか、そういうのが家族にとってすごい安心材料になると思うんです。また必要なときはドクターが来るというのも分かるので、安心できているんじゃないかと思うんです。

Ｉ：看護師と患者や家族との人間関係は、どうですか。

藤田さん：自分の状態をしっかり見てくれるという認識になれば関係はどんどんよくなってくるし、私たちが話しにくい雰囲気を出していれば患者さんも話せないし、ぴりぴりしていると、やっぱり話しづらいとは思うんですね。

Ｉ：では最後に、藤田さんご自身の死生観というか、たくさんの患者さんやご家族とも関わっているじゃないですか。そういったことを通して、ご自分の中で何か思うことというか、人間の生きることとか死ぬこととかに関して、思うことは何かありますか。

藤田さん：死生観ですか。1つはやっぱり死ぬということは自然の流れで、何も特別なことじゃなくて、その生活の中にあるということかな。死ぬのが特別怖いことではないんじゃないかということは思いますね。もし自分が死ぬにあたって、家族との関係がよかったら、やっぱりいい看取りを迎えることができるのかと。もし自分が在宅でのケアを望んだときに、関係がよければ最後まで看てもらえるのかなというのはあります。その培ってきた家族関係って、自分が悪くなるまでに何十年ってあるじゃないですか。自分が死ぬにあたって、その関係がやっぱり大事なんじゃないかと思います。

Ｉ：藤田さんが言われた「死ぬことは自然な流れ」について、患者さんにも色々

　　な年代の方がおられると思うのですが、いかがですか。

藤田さん：そこはなかなか難しいところですよね。やっぱり葛藤はずっと続きますからね。特に若い人は、自分が家族を遺していくとか、何で若いのに自分が死ななきゃいけないんだという葛藤は最後まで続くんじゃないかと思います。それは自分が一番よく分かると思います。状態が悪くなっているというのは、やっぱりご本人さんが一番よく分かるから、そういう意味では日々を送るなかで、目が覚めて、今日はここができなくなっているとか、そういう変化を感じることで受け入れるというか、そうなっているんだなということは思うんじゃないですかね。だんだん近づいているんだろうなとか、動けなくなったときに「ああ、もう近いんだろうな」と思うんじゃないかと思います。今まで動けていたのに、ベッド上での生活になったというところからだんだんそうなってくる。だからある程度の年齢の方は、その前に家族を集めて最後のお別れをされたりしますからね。そういう方もいらっしゃるので、たぶんご本人は分かっているんだと思います。

Ｉ　：「死は自然な流れ」ではありますが、やはり若い方には葛藤が多く、ある程度の年齢であれば人生を全うしたと考えられる方が多いという感じですかね。本日は、お忙しい中、インタビューに答えていただきましてありがとうございます。

インタビューの対象者は 40 代女性の看護師の山口さん（仮名）であった。山口さんが勤務するクリニックは、山間地帯で、訪問診療も次の場所まで車で 30 分〜 40 分かかるところであった。山口さんは、患者の生活を含めて理解しようとしていた。患者と山口さんの人間関係は親密で、「寒くなってきたから岩崎の婆ちゃんの足が痛んでくるじゃないかな」など、一人一人の状況に気を配っていた。「在宅ホスピスを利用しているが、できるだけ動ける間は動きたい」と、酸素をリュックに入れて、バイクで道の駅に買い物に行くのが楽しみという方の話など、さまざまなエピソードを語っていただくなかで、話をテーマごとにまとめた。インタビューする研究者を I で示した。

1）精神的ケアの重要性

I ：在宅ホスピスでいろいろ関わっておられると思いますが、実践を通して思うことを教えてください。

山口さん：在宅医療では、薬や治療も必要ですが、精神的ケアも大切です。やはり一番にあるのは不安だと思いますし、その不安を感じたとき、看護師のほうが話しやすいと思います。先生には気を遣って、痛くても「痛くない」と言ってしまうこともありますからね。

　寝られないときも、その原因が、仕事のことが気になるとか、残された家族のことが気になるとか、そういう悩みであった場合、看護師に話をされるんですよね。お嫁さんにしても子どもさんにしてもいつも良くしてもらえるんだけれども、そこにも話せない、医者にも話せない。どこかではけ口が欲しいのに、それを話せる相手がいない。極端に言えば解決しなくてもいいんです。愚痴のようなことを話したいのに、お医者さんはやっぱり自分より目上という感じで患者さんは受け取ってしまうし、家族にも遠慮があって言えない。だけど、それが解決できる話題じゃなくても、こっちが「そうですね、ああですね」と傾聴をしているだけで、次に行ったときに、小さな声で「この前はよう寝られたんよ」とか言ってくれるんです。だからやっぱりいかに精神的なケアが大切かということですよね。そんなにかしこまって話をしなくても、たわいもない話でいいんです。やっぱり向こうにとって私は看護師さんだから、こちらに専門的知識があるという前提で話をされますから。自分の奥さんに言ってもしょうがないということも話せるんでしょうね。

　病院だったらソーシャル・ワーカーや相談員がいますが、在宅となると訪問看護師さんか、訪問診療の先生に同行する看護師かドクター。それぐらい

しかこの田舎ではあんまり関わりがないので、そういう、ちょっと話を聞いてあげるというのは本当に、精神安定剤や痛み止めよりもよっぽど患者さんを楽にしてあげることができると思うんです。

2）在宅ホスピスの医師は患者が亡くなっていくことの家族の心の準備を手伝う

Ⅰ：家族へのケアで他に気づくことはありますか

山口：20代の娘さんが、一人でお母さんを介護していました。山の中の一軒家で隣家も全然ないようなすごい所だったから、うちの先生も「心細うなったら電話しなさい。先生が早めに行ってあげるから」と言っていたんです。結局、母親は、たしか夜中の2時か3時ぐらいに息を引き取ったけど、娘さんは朝の7時にこちらに電話をしてきたんですね。それで「看護婦さん、ごめんね。本当は、お母さんは2時何分かに亡くなったんだけれども、今からお葬式とかでバタバタするから、ちょっとゆっくりしようねと言って、今までお母さんとゆっくりしていました」といって電話をかけてきたんです。もう本当に肝が据わってるというか。そういう人もいるから、やっぱり訪問をする上で、ある程度、支援や教育をすることが必要なんだと思います。病院ってそんなことはしてくれませんよね。病院で亡くなるときに、家族にも、たとえば2〜3日かもしれませんというアドバイスはしても、亡くなったあとにどうするのかについては教えてくれないだろうし。だけどその子は、先生が遠回しに、「あと1週間しか持たんかもしれんね。こういうことになるかもしれんね。こんなときは電話をするんよ」と少しずつぼそっ、ぼそっと言っていたことが分かって、それなら死は怖くないんだというのを感じてくれたのかなと思って。

Ⅰ：家族に対してのそういう死の準備教育といったら変だけれども、そのようなこともされていたのですね。

山口さん：訪問したときに何気なく、ぼそっ、ぼそっと言っていたことが、そうして伝わったんだろうなと思って。また、別のときに先生は、「頑張り過ぎちゃいけんのよ。たまにはお母さんのベッドのへりで昼寝をせにゃいけんのよ」と言っていたんですが、そういうことを言ってあげないと、結局、家族がまいったら患者さんも家で死にたいんだけれども「家族に迷惑をかけるから諦めよう」となってしまうんです。だからもう一言で言えば、結局は精神的ケアなんだろうと思います。

**·· 参考文献 ·································

1) Ullrich, A., Ascherfeld, L., Marx, G., et al. (2017). Quality of life, psychological burden, needs, and satifaction during specialized in patien palliative care in family caregivers of advanced cancer patients. BMC palliative Care, 10(16), 31.

2) Kozlov, E., Phongtankuel, V., Prigerson, H., et al. (2019). Prevalence, Severity, and Correlates of Symptoms of anxiety and depression at the very end of life. Journal of Pain Symptom Management, DOI:10.1016/j.jpainsymman. 2019.04.012.[Epub ahead of print]

3) Phongtankuel, V., Burchett, C.O., Shalev, A., et al. (2019). Perception of a home hospice crisis: an exploratory study of family caregivers. Journal of Palliative Medicine; doi:10.1089/jmp.2018.0511.

4) Reblin, M., Baucom, B.R.W., Clayton, M.F., et al. (2019). Communication of emotion in home hospice cancer care: implications for spouse caregiver depression into bereavement. Psychooncology, 28(5), 1102-1109. Doi:10.1002/pon.5064.

5) 舟島なをみ, 質的研究への挑戦. 東京： 医学書院. 2000.

6) Berelson, B. Content Analysis. 1952

7) Shalev, A., Phongtankuel, V., Reid, M.C., et al. (2019). Home hospice caregivers' perceived information needs. American Journal of Hospice & Palliative Care, 36(4), 302-307. Doi:10.1177/10499091188054413.

8) Oliver, D.P., Tappana, J., Washington, K.T., et al. (2019). Behind the doors of home hospice patients: a secondary qualitative analysis of hospice nurse communication with patients and families. Palliative & Supportive Care, 7, 1-5. doi:10.1017/S1478951518001098.

9) McDonald, J., Swami, N., Pope, A., et al. (2018). Caregiver quality of life in advanced cancer: qualitative results from a trial of early palliative care. Palliative Medicine, 32, 69-78.

10) Yuli, L., Yuanjing, Q., Xiaorong, L., et al. (2019). Family resilience and psychological well-being among Chinese breast cancer survivors and their caregivers. European Journal of Cancer Care, 28(2), 1-8.

11) Christensen, K.L., Winters, C.A., Colclough, Y., et al. (2019). Advance care planning in rural Montana: exploring the nurse's role. Journal of Hospice & Palliative Nursing, 21(4), 264-271.

12) Limardi, S., Stievano, A., Rocco, G., et al. (2016). Caregiver resilience in palliative care: a research protocol. Journal of Advanced Nursing, 72(2), 421-33. Doi:10.1111/jan.12829.

附 記

1. 在宅ホスピスケアでのケアに
   対する提言

2. 実践のためのプログラムの例

附記：1
在宅ホスピスケアでのケアに対する提言

Ⅰ　医師へのインタビュー

　在宅ホスピスでは、患者も家族もさまざまな困難に遭遇することがあるが、患者や家族のナラティヴからみられたように、訪問診療に来てくれる医師や看護師、ステーションの看護師の助言やケアによって解決することが多かった。

　インタビューに協力してもらったのは、在宅ホスピスが始まった当初からかかわり、20年以上、訪問診療や在宅ホスピスに携わっている二ノ坂先生（にのさかクリニック院長・医師）にインタビューの参加を依頼し、同意を得た。
　インタビュー方法は、事前に研究者が用意した質問に自由に語ってもらうという方法であった。先行研究から得られた家族の困難感の主要なテーマは、【療養場所の決定】、【家族による患者への病状説明】、【治療方法の選択と継続】、【介護の不安・無力感】、【最期の看取りの不安】についてであった。各テーマそれぞれについて質問に対して、先生に自由に語っていただいた。時間は約1時間であり、各質問に対する先生の語りを要約する形でまとめた。先生の回答の要約を〈　〉で示した。

Ⅱ　在宅ホスピス医の語りの内容

　【療養場所の決定】に関して、「療養場所の決定、変更時期はどうしたらよいのか？」という質問に対して、〈一時帰宅などで様子を見て、家族が在宅療養できそうだという自己効力感が出たときに移行する〉ことと、〈家族に『今が家族の危機にあること』を伝えると、家族は自分たちが今何をすべきかを意識できて家族の凝集性が高まる〉ということであった（図4-1）。

　【家族による患者への病状説明】に関して、「患者に病名や予後が告知されていないとき、そのことを家族に尋ねてくることがある。家族は、どう答えてよいか苦慮するが、そのような時に家族はどう答えてよいのか？」という質問に対して、〈本当に自分が

聞きたいときは、主治医に尋ねるだろう〉ということで、家族に色々と聞いて来るときは、〈家族は、患者のつらい気持ちを受け止めることが大切だろう〉ということであった（図4-2）。

　【治療方法の選択と継続】に関して、「治療方法の選択、治療の継続、延命処置について、家族はどのように選択したらよいだろうか？」という質問に対しては、〈緩和ケアの場合と、延命になる場合があり、それはケースバイケースだと思う〉と、〈患者が意思決定できなくなった場合、家族が患者の立場にたって決定するという方法がある〉ということであった（図4-3）。

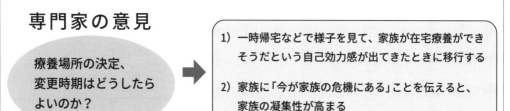

図 4-1

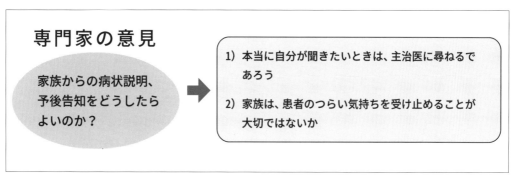

図 4-2

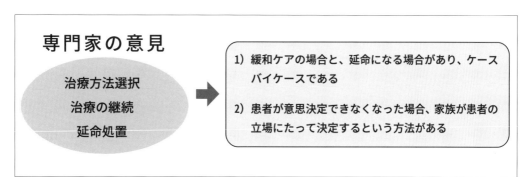

図 4-3

　【介護の不安・無力感】に関して、「介護の経験がない者ができるのか、苦しんでいる患者に何もしてあげられない無力感を感じることにどう対処したらよいか？」という質問に対しては、介護への不安に対しては〈周囲からのサポートがあることを認識してもらうと自信ができる〉ということであった。

　また無力感に対しては、〈介護をしていくなかで自己の役割や責任を認識してもらうと無力感は軽減する〉ということであった（図 4-4）。

　【最期の看取りへの不安】に関して、「家族はだんだん弱っていく患者の姿を見ることがつらい」「看取りができるか不安に対してどう考えたらよいか？」ということについては、〈亡くなっていくときの不安は、介護していく経過のなかで死を受容していくことができる〉ということであった（図 4-5）。

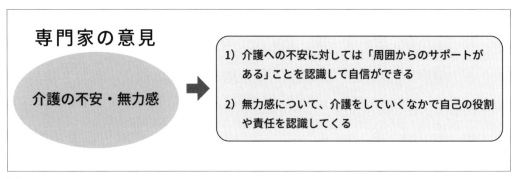

図 4-4

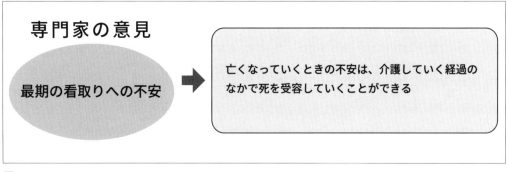

図 4-5

Ⅲ 在宅ホスピス医が感じた家族の成長

　二ノ坂先生の困難感への解決を時系列で考えることができる（図4-6）。家族は、何度かの患者の一時帰宅などを経験し、介護への自己効力感を感じることができる。家族のナラティヴにみられたように、患者は家族に対して、焦燥感を示したり、怒りをぶつけることもある。家族は訪問診療の医師、看護師、訪問看護ステーションの看護師からの助言やアドバイスによる支援を受けるなかで、患者の気持ちも受け止めることができるようになる。また家族が数名いる場合は、それぞれに自分ができる役割を知ることで、家族の凝集性も高まる。徐々に患者の容態が悪くなっていくとき、家族は患者に代わって意思決定する。

　家族は、介護の経験を通して、患者とともに時間を過ごし、患者の死を受け入れていくと考えられる。ここでの受け入れる、受容は、積極的に納得するというよりも、「自然の流れとして、仕方ない」という表現が適当かもしれない。最初は、介護できないと考えていたところから、介護にも慣れていき、患者の気持ちも理解しようという気持ちになっていくところで、家族の成長がみられるのかもしれない。

　これらのことから、医師や看護師を含めた医療関係者が、患者を介護する家族へのケアの方向として、1）家族の介護への自己効力感を高めることを支援をする、2）患者の気持ちを家族が受け止められるように家族の気持ちを支援する、3）家族が介護における仕事や役割を持てるように支援する、家族が患者の気持ちを代弁することを促す、などが考えられる。患者が意思決定することが求められる場合も、家族としての気持ちや意見を患者に伝えることも、場合によっては必要と考えられる。

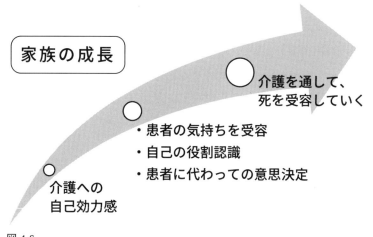

図4-6
（第24回日本ホスピス・在宅ケア研究会での発表を元に作成）

附記：2

実践のためのプログラムの例

1. 患者へのナラティヴ・アプローチのプログラムの例（表4-1）

　在宅で療養する患者に対して看護師によるナラティヴ・アプローチのプログラムを示す。質問項目を考える際、患者にとって、「在宅ホスピスでの療養で良かった点、困難な点」を語ることは容易なことであった。また患者は、病気になる前と病気になった後の変化や自分が変わった点を見つけ、その中から何が大切なことなのか、重要な点に気づいていた。そして患者は病気を含めた自分の人生を振り返り、近い未来についての希望を見つけていた。それらを考え、今回用いた質問項目は実施可能なものであると考えた。

　看護師（あるいは関係者）が、在宅ホスピスを利用して療養している患者へのナラティヴ・アプローチを実施するプログラムの例を示す（表4-1）。これは「例」であるので、この一部を使ったり、これ以外の質問をすることもあることも考えられる。実施ではその前後に、本人が自分のことを語りたいという希望をもっていることを前提に作成している。また、ナラティヴ・アプローチを実践する方は、基本的なコミュニケーションスキルを身に着けておくことは必要である。

　最初に、「語る雰囲気づくり、挨拶、自己紹介」を行う。次に「イントロダクション」として、①最近の体調や気分について尋ねたり、②病気になる前の生活、③病気になってからの治療や療養生活について尋ねる。これらは正確な情報を求めるのではなく、内面を語っていくための準備のような語りになる。

　次に、「在宅療養の様子」として、在宅療養で良かったと思うことや、困ったと思うことなどを尋ね、在宅療養をどう思っているかの認識を明らかにする。困ったことに対しては、専門的な情報提供ができる場合は、提供していくことが重要と考えられる。さらに「自分のなかでの変化」、「大切なことへの気づき」「人生についての再考」「これからの希望」などについて語ってもらう。これらを通して、患者は、病気の体験のなかにも自分にとって有益だと思うこと、体験にも意味があることを発見したり、自分の人生を見直したりすることで、人生の再構築の一助になるのではないかと考えられる。

表 4-1　患者へのナラティヴ・アプローチの例

内　容	具体的な質問など（例）	留意点
1. 語る雰囲気づくり ・挨拶、自己紹介	「初めまして。お話を聞かせていただく山田です。よろしくお願いします」	お話しできるところだけでよいこと、無理にお話ししなくてよいことを伝える
2. ナラティヴ・アプローチ		
1）イントロダクション 　①最近の体調や気分 　②病気になる前の生活 　③治療や療養生活	「最近の体調はいかがですか」 「ご気分はいかがでしょうか」 「病気になる前は、どのような生活をされていたのですか」 「病気がわかってからの治療や生活はいかがでしたか」	1）患者さんを理解するための語りであり、正確さはあまり必要なく、概要を知る程度がよい
2）在宅療養の様子	「在宅療養をされて良かったなと思うことなどありますか」「また逆に困ったなと思うことなどありますか」	2）良かった点を肯定し、困った点を解決できる場合は方法を考える
3）自分のなかでの変化	「病気になってから、何か自分のなかでの気持ちの変化などありますか」	3）語ることで、内省を促す場合もある
4）大切なことへの気づき	「ご自分にとって大切だと思われるのはどのようなことでしょうか」	4）たとえば、家族の気持ち、自分の気持ち、残された時間などがある
5）人生についての再考	「病気を含めて、改めて自分の人生について思うことはありますか」	5）「病気で人生がだめになった」と言う方も中にはいるが、生きることや、死ぬことを考える機会になりえる
6）これからの希望	「これからの希望、こうしたい、こうありたい、などありますか」	6）希望を支えることは、生きる意欲につながることがある
3. 終わりの挨拶	「色々とお話を聞かせていただき、ありがとうございました」	言い足りなかったことがないかを確認して終わる

2. 患者を介護する家族へのナラティヴ・アプローチのプログラムの例（表4-2）

　在宅ホスピスを利用して患者さんを介護する家族へのナラティヴ・アプローチについても、家族が体験を語りたいという希望を持っていることが前提となっている。
　まず、「在宅療養で良かったこと」を尋ねる。この質問への語りについては、各家族の事情があるが、患者と一緒に他の人に気兼ねなく過ごすことができることなどが多かった。一方「在宅療養で困ったこと」は、患者の心身の問題への対応や、患者がイライラすることで家族に当たってくることなどが特徴的であった。さらに家族の内面について、「介護を始めてからの自分の変化」「大切なことへの気づき」「これからの希望」などを含めた。インタビューで家族は、介護を通して相手を思いやったり、自己を振り返ったりする機会を得ていた。

表4-2　患者を介護している家族へのナラティヴ・アプローチの例

内　容	具体的な質問など（例）	面接者の留意点
1. 語る雰囲気づくり ・挨拶、自己紹介	「初めまして。お話を聞かせていただく山田です。よろしくお願いします」	お話しできるところだけでよいこと、無理にお話ししなくてよいことを伝える
2. ナラティヴ・アプローチ		
1) 在宅療養で良かったこと	「在宅ホスピスを利用して介護するようになって良かったと思うことはありますか」	1) 良かったと思うことを肯定する
2) 在宅療養で困ったこと	「また逆に在宅ホスピスを利用して介護するようになって困ったと思うことはありますか」	2) 困った点を解決できる場合は方法を考える。良かったこと、困ったことを含めて自己評価できることを促す
3) 介護を始めてからの自分の変化または成長したと思うこと	「介護を始めて自分の考え方や感じ方で変わったと思うことがありますか」	3) 介護を俯瞰してみると、患者と自分の関係などを見直す機会になることがある
4) 大切なことへの気づき	「介護の体験も含めて、ご自分にとって大切だと思われるのはどのようなことでしょうか」	4) 自分にとって大切な人を介護してみると改めて大切なことに気づいていることがある
5) これからの希望	「これからの希望、こうしたいなどがありますか」	5) 家族にとっては、患者を支えたいという希望がまずある。次に自分自身のエンドオブライフを考えたり、患者の死後の自分の生活を考えることがある
3. 終わりの挨拶	「色々とお話を聞かせていただき、ありがとうございました」	言い足りなかったことがないかを確認して終わる

あとがき

　まず、本書を作成するにあたり、二ノ坂保喜先生（にのさかクリニック院長）に感謝申し上げたい。二ノ坂先生を存じ上げるきっかけは約15年前の研究である。先生が「一度、研究する前に、自分と一緒に訪問しよう」と言ってくださり、訪問診療に同行することになった。人の背より高い草藪に囲まれた患者さんのお宅を訪問した時だった。本当に森の中で、「ここに人がいるのかな」と思うところであったが、先生は一人テレビを見ている患者さんに、いつものように気軽に挨拶して入っていった。患者さんは、先生が来ることを楽しみにしておられた様子であった。もうお一人は、病巣のガーゼの交換も大変なほど、ひどくがんが進行していた。私は、「なぜもっと早く、病院に行かなかったのだろう」など思っていたが、先生は淡々とガーゼ交換をしていた。在宅では、その人の生き方や価値観を大切するということだったのだろうと今思う。

　さて本書について話をもどそう。従来、研究の調査をした際、論文として仕上げたところで「終了」にしていた。しかし、二ノ坂先生から、「安藤さん、この研究はいいものだと思うよ。ぜひ本にした方がよい」というご助言をいただいた。最初は「大変そう」と思っていたが、徐々に「英語の論文だけでは、多くの方はこの内容を知ることはないだろう。患者さんやご家族が語った内容は、療養中という貴重な時間で行われたものであり、広く社会の人に知ってもらう必要があるだろう」と考えるようになり、本書の出版に至ることになった。

　インタビューでは、在宅ホスピスを提供しておられるクリニックの主治医を通して、患者さんやご家族を紹介してもらった。インタビューに応じていただいた、患者さん、ご家族、看護師さんには心より感謝申し上げたい。また、インタビューができるように協力していただいた、クリニックの皆様にも心より感謝申し上げたい。在宅ホスピスを利用して療養中の方のお宅を訪問して、インタビューさせていただくことは、大変難しいことであったが、インタビューできる人材（共同研究者：看護師、カウンセラーの有資格者）、協力していただけるクリニック、参加して下さった患者さんとご家族がそろって、はじめてできた研究であった。皆様に深く感謝している。共同研究者は、久木原博子氏（福岡大学）、山本真弓氏（山陽学園大学）であり、出版することについても快諾していただきお礼申し上げたい。最後に、この本の出版に企画や印刷すべての相談に応じて下さった木星舎の波多江稿氏には、深くお礼を申し上げたい。

　本書が、手にとって下さった方にとって、何かの役にたつならば、幸いに思う。

2020年　夏

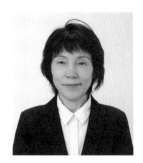

■著者略歴

安藤満代（あんどう・みちよ）
福岡県出身。九州大学大学院文学部心理学科博士後期課程
退学、後に文学博士を取得した。産業医科大学医療技術短
期大学卒業、看護師資格取得。群馬大学医学部保健学科、
聖マリア学院大学で勤務後、2020年4月、第一薬科大学看
護学部に赴任し、現在に至る。

ナラティヴ・アプローチ　在宅ホスピスでの患者と家族の物語

2020 年 8 月 10 日　第 1 刷発行

著　者　　安藤　満代

発行所　　図書出版木星舎
　　　　　〒 814-0002　福岡市早良区西新 7 丁目 1-58-207
　　　　　TEL 092-833-7140　FAX 092-833-7141
印刷・製本　青雲印刷
ISBN978-4-909317-16-2 C3047　　Printed in Japan